ファンダメンタル 医薬品情報学

〔第 2 版〕

名城大学薬学部教授　大 津 史 子 編著
金城学院大学薬学部准教授　矢 野 玲 子 著

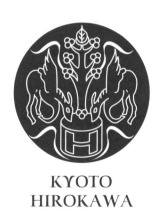

KYOTO
HIROKAWA

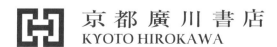

京都廣川書店
KYOTO HIROKAWA

第 2 版 ま え が き

　もう数十年前，ICU 薬剤師として半年間研修を受けました．脳血管障害を主とする ICU では，意識のある患者はほとんどなく，常に医師と話をしていました．そして，患者の病態に疑問があったり，医師から質問があったら，夜遅くまで文献検索をし，同級生と議論しました．医師に，文献を揃え，根拠をもとに話をすると，いつの間にか，"これ調べて"という下請的な調査依頼を受ける対象から，"これどう思う"というパートナーとして意見を聞かれる対象になっていきました．まさに医療に貢献しているという実感を感じ取った瞬間でした．思い返すとこれは，今で言う PBL（Problem based Learning）だったのだと思います．目の前の患者のケースを題材に，"この患者さんのために何かできないか，何か問題はないか"を考え，調査し，議論し，評価し，プランを立てて医師に提案する．毎日必死で行ったこの繰り返しは，たった半年という短い期間でしたが，おそらく，学部で 4 年かけて学んだものを遙かに超える量と質であったと思います．この経験は，私に「情報で患者を救うこともできるし，反対に殺してしまうこともある」ということを，実感させ，確信させました．

　アメリカに留学をした際，カイザーパーマネンテという全米で最大の保険会社の「Drug Information」にお世話になりました．そこでは，自らを Drug Information Pharmacist と呼ぶ薬剤師たちが活躍していました．そして，彼らが作りあげた情報を基盤として，カイザーという巨大な保険会社が医薬品に関する意思決定を下していました．医薬品の採用，使用評価，使用ガイドライン作成，莫大なデータを基盤とした薬剤疫学的研究など，カイザーという巨大な会社を動かしているという実感を彼らは「influence」と表現していました．このとき感じた，「情報で医療を動かす」という感覚は，私の魂を揺さぶり，"情報はおもしろい"とワクワクしたことを覚えています．

　今回，2019 年に編集した本書を，全面的に見直し，改訂いたしました．この数年間にも，薬剤師を巡る社会情勢は大きく変化し，求められることもさらに高度になっています．それに伴う法改正などもありました．これらを踏まえ，新たな視点も加えて全面改定しました．

　今年度，コアカリキュラムの医歯薬合同の改定が進められています．ここにおいても，医薬品情報学は，現代医療の中心的役割を果たしている薬物療法を最善最適なものにするための基盤という位置づけは変わらないと考えています．本書から少しでも「医薬品情報というメスで患者を救い，医療を動かすことのできる」という感覚を感じ取っていただきながら，医薬品情報学を学んでいただければ幸いです．

　本書を刊行するに当たり，ご尽力いただきました京都廣川書店・廣川重男社長，鈴木利江子氏，田中英知氏，東方俊樹氏に厚く御礼申し上げます．

　また，本書を，著者 2 人の恩師である二宮英先生と榊原仁作先生に捧げます．

2022 年 9 月

編集代表　大津　史子

目　次

第1章　医薬品情報と薬剤師職能   *1*

第2章　医薬品情報の本質的情報   *7*

2.1　添付文書 ……………………………………………………………… *7*
2.2　インタビューフォーム ……………………………………………… *9*
2.3　添付文書裏読みのすすめ …………………………………………… *10*
2.4　医薬品の開発過程および市販後に関する制度 …………………… *12*
2.5　医薬品の開発過程および市販後に関する制度から発生する情報 ……… *19*
2.6　付録 医薬品情報 …………………………………………………… *26*

第3章　医薬品情報の情報源   *43*

3.1　情報源を知らないことの悲劇 ……………………………………… *43*
3.2　1次資料　雑誌情報 ………………………………………………… *45*
3.3　2次資料　文献データベース ……………………………………… *47*
　　［Column］世界で初めての研究？　*56*
3.4　3次資料　書籍 ……………………………………………………… *57*
3.5　インターネットより得られる情報 ………………………………… *57*
3.6　0次情報（患者情報） ……………………………………………… *60*
3.7　患者情報を効率よく利用するために ……………………………… *62*
3.8　情報源へのアクセス ………………………………………………… *70*

第4章　医薬品情報の評価   *73*

4.1　情報を評価する―薬害エイズの教訓から― ……………………… *73*
4.2　情報評価のポイント ………………………………………………… *74*

第5章　研究デザインとEBM   *77*

5.1　研究デザイン ………………………………………………………… *77*
　　［Column］PROBE法　*81*

［Column］クロスオーバー試験（交差試験，交互試験）　*82*

5.2　**EBM** ·· *89*

　　［Column］エビデンスは使いこなすもの　*90*

　　［Column］生存時間分析　*98*

　　［Column］EBM：安全を見落とすことの落とし穴　*99*

5.3　**研究課題と研究デザイン** ··· *99*

第6章　医薬品情報の応用　　*101*

6.1　医薬品情報の調査の例 ·· *101*

6.2　情報評価において個別に注意すべきポイント ··········· *106*

6.3　医薬品情報の比較評価 ·· *109*

6.4　医薬品情報の創造 ··· *114*

索　引 ··· *117*

医薬品情報と薬剤師職能

医薬品情報を,「医薬品にかかわるヒトの行動において, その意思決定をするための根拠」と定義したい. 患者が,「薬をのむ」「薬をのまない」という意思決定をするとき, 必ず何らかの「医薬品情報」が存在し, その意思の決定根拠となっている. また, 医師が「この患者にこの薬を使おう」「この薬はもうやめよう」という意思決定をするときも何らかの「医薬品情報」が存在している. もし, この意思決定の根拠となる「医薬品情報」が間違ったものであれば, 患者も医師もその行動を誤ることになる. 患者が自身にとって大切な薬をのまない, 医師がもうやめなければいけない薬を続けるなど, 患者のみならず, 医師がその行動を誤ると, 最終的には患者が被害を受けることになる.

では, 医薬品にかかわるヒトの行動において, この意思決定をするための根拠となる医薬品情報は, だれが供給すべきものであろうか. もちろん, 患者や医師がそれぞれ, 正しい情報を自ら得ることもある. しかし, ここに薬剤師が登場しなければどこに薬剤師の存在価値があるだろうか. 正しい行動をとるためには, 正しい意思決定をするための適正な医薬品情報が供給されなければならない. この役割こそ, 薬剤師に課せられた職能と考える.

まず, 医薬品情報と薬剤師職能について, いくつかのキーワードを基に考えてみたい.

1) 薬剤師の任務

図1-1 は, 薬剤師法の第1条を抜粋したものである. 薬剤師法の第1条は任務条項である. 「任務」とは, 憲法第25条に基づく国の責務を薬剤師に付託していることをさす. 憲法第25条は「生存権」で, 国民は健康で文化的な最低限度の生活を営む権利を有する. 本来国がこの権利を保障しなければならないが, とても国だけではすべてを保障することはできないため, 薬剤師に任務として与えるというものである. そもそも法律とは, 国民の自由に制限をかけているものである. 本来なら職業選択の自由があり, だれでも薬剤師になれるはずであるが, そうすると国民の健康な生活を保障できなくなるので, 制限をかけ, 国家試験に合格した者にその制限を解除する, すなわち免許を与えて, その任務を遂行させようとしているのである. そしてその任務とは, 「国民の健康な生活を確保する」ことである. つまり, 国が薬剤師に求めているのは, 国民の健康な生活を確保するということである. そしてその方法, 手段が, 調剤, 医薬品の供給, その他の薬事衛生であり, 調剤が独占業務となっている訳である. 調剤の概念は, 「薬剤師が専門性を活かして, 実施される薬物療法を患者に対して個別最適化を行い, 実施することをいう. 患者に薬剤を交付した後も, その後の経過の観察や結果の確認を行い, 薬物療法の評価と問題を把

2

握し，適正化する業務を含む」というものである（調剤指針より抜粋）．

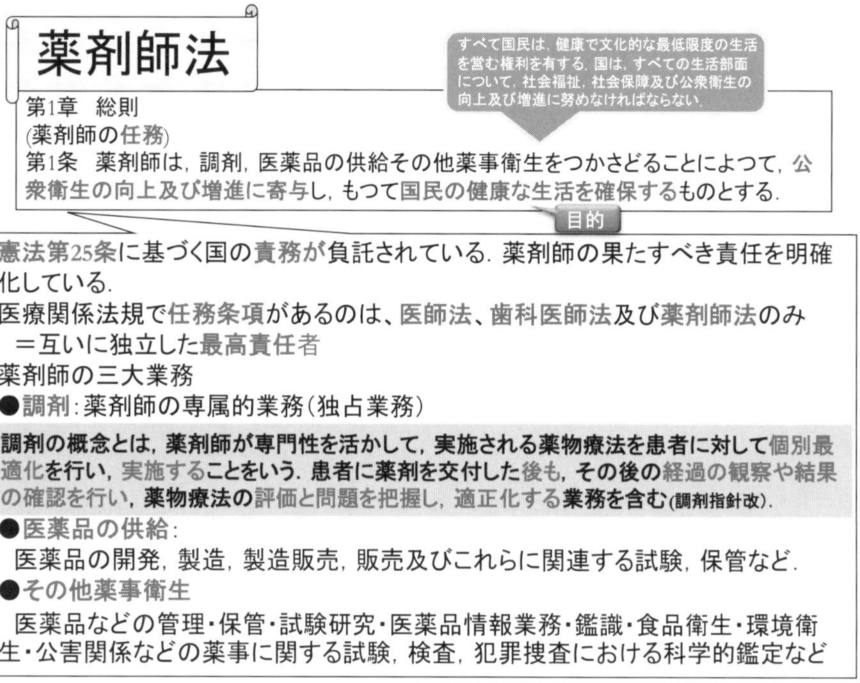

薬剤師法

すべて国民は，健康で文化的な最低限度の生活を営む権利を有する．国は，すべての生活部面について，社会福祉，社会保障及び公衆衛生の向上及び増進に努めなければならない．

第1章　総則
（薬剤師の任務）
第1条　薬剤師は，調剤，医薬品の供給その他薬事衛生をつかさどることによって，公衆衛生の向上及び増進に寄与し，もって国民の健康な生活を確保するものとする．

目的

憲法第25条に基づく国の責務が負託されている．薬剤師の果たすべき責任を明確化している．
医療関係法規で任務条項があるのは、医師法、歯科医師法及び薬剤師法のみ
　＝互いに独立した最高責任者
薬剤師の三大業務
●調剤：薬剤師の専属的業務（独占業務）
調剤の概念とは，薬剤師が専門性を活かして，実施される薬物療法を患者に対して個別最適化を行い，実施することをいう．患者に薬剤を交付した後も，その後の経過の観察や結果の確認を行い，薬物療法の評価と問題を把握し，適正化する業務を含む（調剤指針改）．
●医薬品の供給：
　医薬品の開発，製造，製造販売，販売及びこれらに関連する試験，保管など．
●その他薬事衛生
　医薬品などの管理・保管・試験研究・医薬品情報業務・鑑識・食品衛生・環境衛生・公害関係などの薬事に関する試験，検査，犯罪捜査における科学的鑑定など

図1-1　薬剤師法 第1条

2）医薬品適正使用のサイクル

　図1-2に医薬品適正使用のサイクルを示した．先ほどの調剤の概念は，これと完全に重なる．医薬品適正使用とは，的確な診断がなされ，①最適な薬剤，剤形，用法，用量が選択，決定され（＝個別最適化を行い実施する），②正確に調剤され，③患者への情報提供が行われ，④最大の効果発現，副作用予防，早期発見が行われ（＝経過の観察や結果の確認），最後の⑤は著者である私が追加したものであるが，⑤患者の医療の質の向上を目指すものだと考える．

　この過程において，また，この任務において，「医薬品情報」を抜きにして考えることはできないのである．

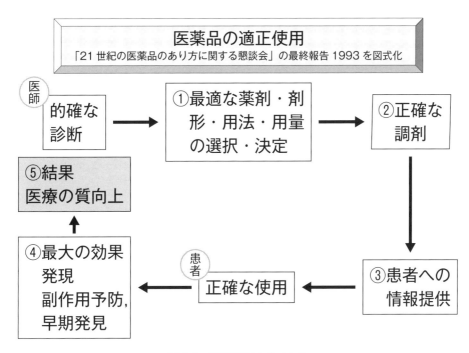

図1-2　適正使用のサイクル

3）チーム医療

　チーム医療．これは，医療関係者が情報を患者と共有し，理想的な医療へ近づけるためのキーワードである．

　チーム医療とは，チームワークとチームプレーから成り立っている．チームワークとはお互いに理解し合い，相互に信頼関係を築くことで確立できる．精神性の強いものであり，「気配り」も必要である．もちろん，相互理解，相互の信頼関係を確立するには，そこに裏づけされた知識と技術，そして倫理感が伴っていなければならないのはいうまでもない．しかし，チームワークだけでは医療は進まない．チーム医療の場合，患者の治癒，もしくはQOLの改善という目的に向かってチームプレーを発揮していかなければならない．チームプレーは役割分担と役割発揮から成り立つ．各職種で相互の職能を理解し，尊重し，自らの職能の役割を認識し，十分に発揮する，それがチームプレーである．ときには，相互の職能はオーバーラップすることもあり，お互いに補う関係になければならない．また，お互いに監査しあうことも必要である．

　40年も前の月刊薬事に，臨床薬理学者で医師であった砂原茂一先生が以下のような文章を書かれている．「チーム医療の現場にあっては専門の間から水が漏れることを恐れるべきであってoverlappingを恐れるべきでないのである．薬剤師は現代医療の最大の支柱である薬剤の責任者として，医療におけるあるべき人間関係にどのように関わるべきかを考えなくてはならない．そのような観点から患者に対する薬剤についての説明問題に対処することが望まれる．」（砂原茂一（1981）月刊薬事，23（5）p.767-769）

　まだ服薬指導という言葉も生まれておらず，病棟活動という言葉が使われ始めた頃である．これこそ患者治療を第一に志向したチーム医療の実践であろう．服薬指導はだれがするか，もしく

はどの職種の仕事かといったことが問題になることがある。だれでもいいというのが本音ではないだろうか。正確な情報を提供できて，その患者にとって最も適切な人であればだれでもよいのではないだろうか。医師であっても，看護師であっても，薬剤師であっても。三者が三様に情報提供してもよいのである。もちろん，つじつまが合わなくては患者が困惑する。しかし，一字一句同じではおかしい。違う職種なのである。患者と投与されている薬は同じであっても，三者は違う目で患者をみているはずである。それぞれの観点からその職種の最大限の能力を発揮して患者に情報提供することが望ましいのではないだろうか。ここまでは，医師の職域，ここからは薬剤師の職域などと区分しては，専門の間から水，つまり情報が漏れてしまう。薬剤師という芯をコンパスの中心として，どこまで円を大きくするか，それはその人のパーソナリティーにかかわることかもしれない。専門の間から水は絶対漏らしてはいけないのである。

4) 薬識の概念

「病識」という言葉は，医科学大事典（講談社）によると，「病識：おのれの病態（精神病）に対する自覚（洞察）を意味する。病態（《病》という漠然とした感じ，平素とは変わった感じ）と違って，精神病という《病》に罹患したという洞察をいう」とある。また，「病識は，病者のアフターケアに重要な役割をもつ。病識のある構えは，病態のいかんにかかわらず，よい予後を意味するからである」とも記載されている。つまり「病識」はもともとは精神病から発生してきた言葉である。すなわち病気というものを患者自身が真正面からみつめ，構えて立ち向かうことで，初めて療養が始まり，予後にも影響してくるということなのである。一方，「薬識」という言葉は今から約50年前に臨床薬学の父ともいうべき二宮英先生によって創られた造語である。その概念を表1-1に示す。

表1-1　薬識の概念（二宮英）

1. 薬識は病識とともに薬物療法を受ける患者にとって重要な意義をもつ。
2. 薬識は，薬物療法に対してもつべき認識のすべてである。
3. 薬識は，
   1）処方された医薬品の意義を知ること。
   2）医薬品そのものの知識をもつこと。
   3）薬物療法に必要な事柄を知ること。
   4）薬物療法を理解し，容認すること。
4. 患者は薬識をもつことにより，患者自身が薬物療法に責任をとるようになる。
5. 薬識は最初は医師から与えられる。
6. 薬剤師は患者のもつ薬識が薬物療法の目的達成に十分であるかを確認し，不足を補う。
7. 薬識は病識とともに患者の疾病の度合いに応じて的確でなければならない。
（追加）
1. 薬識は1人ひとりの患者が自ら会得するもので，その人の薬物療法のよりどころとなるものである。決して薬剤師が与えるものそのものではない。
2. 薬剤師は1人ひとりの患者が，その人なりの薬識をもてるようにそれぞれに見合った専門的な手段，方法によって手助けする。手助けの根底には人間に対する愛・真・心と双方の信頼関係があってこそできるものである。
3. 患者が薬識をもつことで，自らの薬物療法についての意思決定をして，療養専念の行動を起こすことである。
4. 薬識はときにゆらぐものである。薬剤師は常に的確な情報を提供することにより，エントロピー（不確かさ）を確かさに変え，不安，疑心を取り除かなくてはならない。
5. インフォームド・コンセントは，薬物療法では患者が確固とした薬識をもつことによって達成したことになる。

　「薬の名前」「薬の効き目」，これは薬の知識であって「薬識」そのものでは決してない．薬の知識は「薬識」の一部であってすべてではないのである．「薬識」は薬物療法に対して患者がもつべき認識のすべてをいい，患者が「薬識をもつ」ことで，初めて薬物療法の真の主人公となる．「薬識をもつ」とは「患者が自ら，自分の病気を治したい，治そうと思って薬をのむという行動を起こすこと」である．そして患者が「薬識をもつ」ためにあらゆるはたらきかけをするのが薬剤師の職務だと考える．この薬識が個々の患者に確立していれば，大切な情報が右の耳から左の耳へ流出してしまうことはなくなり，供給された情報が患者のものとなり，薬物療法を推進する原動力となっていくのである．個々の患者において，この薬識が確立するように，薬剤師は援助していかなければならない．薬識は知識とイコールではない．知識はあればよい．しかし，薬識はあるだけでは意味がない．薬や病気に関する知識をもって，実際に行為行動を起こさなければ意味がない．「薬識」とはすなわち，薬をのんで薬物療法に参画するという患者の行動力や気持ちの根拠となる情報である．そして「薬識をもつ」ことで患者も自ら薬物療法に参画する責任をもつ．すなわち，「薬識をもつ」ことで薬物療法におけるインフォームド・コンセントが達成されたと考えるのである．ぜひ，常に「薬識」を意識してほしい．

5）倫理

　倫理とは，広辞苑によると「実際道徳の規範となる原理，道徳」とある．医療倫理，医の倫理，薬の倫理，メディカルエシックス…，常にあらゆる分野で問い続けられているものである．薬剤師として，医薬品情報を扱うにあたって，この倫理を考えることは非常に重要である．

　薬剤師綱領，薬剤師倫理規定，ヘルシンキ宣言，ヒポクラテスの誓い…．これらを学ぶこともちろん大切であるが，その根底に流れているものは，「相手を思いやる心」ではないだろうか．

　これら 1）〜5）のキーワードを基盤として，本書では医薬品情報を以下のように，組み立てて考えてみたい．これを概念的に示したものが図 1-3 である．
1. 医薬品情報の本質的情報
2. 医薬品情報の情報源
3. EBM と研究デザイン
4. 医薬品情報の評価
5. 医薬品情報の応用

6

6

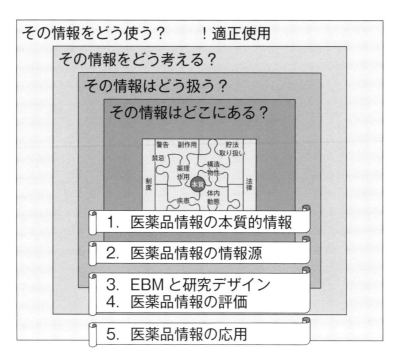

図 1-3　医薬品情報の考え方

医薬品情報の本質的情報

2.1　添付文書

　医療用医薬品添付文書（添付文書）は，医薬品，医療機器等の品質，有効性及び安全性の確保等に関する法律（医薬品医療機器等法：以下，薬機法）第 52 条（添付文書等の記載事項），第 53 条（記載方法），第 54 条（記載禁止事項），薬機法施行規則第 217 条（添付文書の記載），第 218 条（邦文記載）で記載事項が法的に規定されている．添付文書は，その医薬品使用にあたっての最低限の情報である．添付文書の内容は，使用上の注意の改訂，再審査，再評価などで随時変更されるため，最新のものを常に確認することが必要である．ただし，記載内容については，製薬企業が独自に作成しているものであり，すべての情報が記載されているわけではないことに注意する必要がある．添付文書は，医薬品情報における最も基本的で，最低限の情報であると位置づけたい．2019 年 4 月からは，医療用医薬品添付文書記載要領の改訂により，項目と構成が図 2-1 に示すように変更となった．5 年かけてすべての医療用医薬品添付文書が改訂されることになっているが，これまであった慎重投与などの項目が廃止され，表現も見直された．

　また，2021 年 8 月の薬機法の改正により，これまで医薬品などの製品と一緒に同梱されていた紙の添付文書は原則*として廃止され，電子的な方法で閲覧することが基本となった．

　一般用医薬品の添付文書記載項目は以下の通り．

【記載項目及び記載順序】
1. 改訂年月
2. 添付文書の必読及び保管に関する事項
3. 販売名，薬効名及びリスク区分
4. 製品の特徴
5. 使用上の注意
6. 効能又は効果
7. 用法及び用量
8. 成分及び分量
9. 保管及び取り扱い上の注意
10. 消費者相談窓口
11. 製造販売業者等の氏名又は名所及び住所

---

*一般用医薬品などの消費者が直接購入する製品については，引き続き，紙の添付文書が同梱される．

xx年x月改訂（第x版）　注意―特例承認医薬品　*1

日本標準商品分類番号

薬効分類名
一般的名称，基準名又は日本薬局方で定められた名称

規制区分

販売名
Name of Product

貯法
有効期間

承認番号
販売開始

1. 警告*2

2. 禁忌（次の患者には投与しないこと）
　　　　　　　　　　　　　　　　*3

3. 組成・性状

4. 効能又は効果

5. 効能又は効果に関連する注意

6. 用法及び用量

7. 用法及び用量に関連する注意

8. 重要な基本的注意

9. 特定の背景を有する患者に関する注意
　9.1 合併症・既往歴等のある患者
　9.2 腎機能障害患者
　9.3 肝機能障害患者
　9.4 生殖能を有する者
　9.5 妊婦
　9.6 授乳婦
　9.7 小児等
　9.8 高齢者

10. 相互作用
　10.1 併用禁忌（併用しないこと）*4
　10.2 併用注意（併用に注意すること）

11. 副作用
　11.1 重大な副作用
　11.2 その他の副作用

12. 臨床検査結果に及ぼす影響

13. 過量投与

14. 適用上の注意

15. その他の注意
　15.1 臨床使用に基づく情報
　15.2 非臨床試験に基づく情報

16. 薬物動態

17. 臨床成績

18. 薬効薬理

19. 有効成分に関する理化学的知見

20. 取扱い上の注意

21. 承認条件

22. 包装

23. 主要文献

24. 文献請求先及び問い合わせ先

25. 保険給付上の注意

26. 製造販売業者等

*1　特例承認の場合は，赤枠黒字で特例承認医薬品であることを明記
*2　警告：赤枠赤字，赤帯
*3　禁忌：赤枠黒字
*4　併用禁忌：赤枠黒字
　　併用禁忌（併用しないこと）については，赤枠の表内に記載するが，
　　文字は赤色を使用しないこと．

図 2-1　医療用医薬品の添付文書等の記載要領

2.2　インタビューフォーム

　インタビューフォーム（interview form：IF）は製品ごとに作成される製品説明書であり，添付文書よりも詳しく，薬剤師と製薬企業の情報担当者との間でその製品について検討するための資料である．添付文書と違い，法的規制を受けないため，改訂頻度が少ない．日本病院薬剤師会（日病薬）は，IF 検討委員会において，IF 記載要領を策定している．それによると，IF は「医療用医薬品添付文書等の情報を補完し，薬剤師等の医療従事者にとって日常業務に必要な医薬品の品質管理のための情報，処方設計のための情報，調剤のための情報，医薬品の適正使用のための情報，薬学的患者ケアのための情報等が集約された総合的な個別の医薬品解説書で，薬剤師等のために当該医薬品の製造販売企業に作成および提供を依頼している学術資料（IF 利用の手引きの概要，日本病院薬剤師会より）」とされている．しかし IF もまた，企業独自で作成しているものであり，評価情報ではない．IF を最大限に生かすためには，この作成の根拠となった文献を必ず収集しておくことが大切である．そして文献を評価して，その医薬品の効果や副作用について情報を付加した独自の情報源としたい．

表 2-1　インタビューフォーム記載項目

Ⅰ．概要に関する項目
1. 開発の経緯
2. 製品の治療学的特性
3. 製品の製剤学的特性
　当該薬剤の製剤学的な工夫や特性
4. 適正使用に関して周知すべき特性
5. 承認条件及び流通・使用上の制限事項
6. RMP の概要
　RMP の概要を記載.

Ⅱ．名称に関する項目
1. 販売名
2. 一般名
3. 構造式又は示性式
4. 分子式及び分子量
5. 化学名（命名法）
6. 慣用名，別名，略号，記号番号
7. CAS 登録番号

Ⅲ．有効成分に関する項目
1. 物理化学的性質
2. 有効成分の各種条件下における安定性
3. 有効成分の確認試験法，定量法

Ⅳ．製剤に関する項目
1. 剤形
2. 製剤の組成
3. 添付溶解液の組成及び容量
4. 力価
5. 混入する可能性のある夾雑物
6. 製剤の各種条件下における安定性
7. 調製法及び溶解後の安定性
8. 他剤との配合変化（物理化学的変化）
9. 溶出性
10. 容器・放送
11. 別途提供される資材類
12. その他

Ⅴ．治療に関する項目
1. 効能又は効果
2. 効能又は効果に関連する注意
3. 用法及び用量
4. 用法及び用量に関連する注意
5. 臨床成績
　※臨床データパッケージで提示

Ⅵ．薬効薬理に関する項目
1. 薬理学的に関連ある化合物又は化合物群
2. 薬理作用

Ⅶ．薬物動態に関する項目
1. 血中濃度の推移
2. 薬物速度論的パラメータ
3. 母集団（ポピュレーション）解析
4. 吸収
5. 分布
6. 代謝
7. 排泄
8. トランスポーターに関する情報
9. 透析等による除去率
10. 特定の背景を有する患者
11. その他

Ⅷ．安全性（使用上の注意等）に関する項目
1. 警告内容とその理由
2. 禁忌内容とその理由
3. 効能又は効果に関連する使用上の注意とその理由
4. 用法及び用量に関連する使用上の注意とその理由
5. 重要な基本的事項とその理由
6. 特定の背景を有する患者に関する注意
7. 相互作用

8. 副作用
9. 臨床検査結果に及ぼす影響
10. 過量投与
11. 適用上の注意
12. その他の注意

Ⅸ．非臨床試験に関する項目
1. 薬理試験
2. 毒性試験

Ⅹ．管理的事項に関する項目
1. 規制区分
2. 有効期間
3. 放送状態での貯法
4. 取扱い上の注意点
5. 患者向け資材
6. 同一成分・同効薬

7. 国際誕生年月日
8. 製造販売承認年月日及び承認番号，薬価基準収載年月日，販売開始年月日販売名変更等に伴う変更履歴も記載．
9. 効能又は効果追加，用法及び用量変更追加等の年月日及びその内容
10. 再審査結果，再評価結果公表年月日及びその内容　履歴も記載．
11. 再審査期間
12. 投薬期間制限に関する情報
13. 各種コード

14. 保険給付上の注意

Ⅺ．文献
1. 引用文献
2. その他の参考文献

Ⅻ．参考資料
1. 主な外国での発売状況
2. 海外における臨床支援情報

ⅩⅢ．備考
1. 調剤・服薬支援に際して臨床判断を行うにあたっての参考情報
2. その他の関連資料

太字：添付文書には掲載されていない情報
その他の項目も，添付文書より詳細に記載されている

2.3　添付文書裏読みのすすめ

　添付文書を読むとき，まずどこに目が向くであろうか．「警告」のある医薬品であれば，やはり「警告」が真っ先に目に飛び込んでくる．当然，この薬を使う場合，最も気をつけなければいけない情報である．しかし，医薬品の情報を考える場合には，基本的な情報が重要である．

　医薬品は化学物質であり，化学物質としての基本的な本質の情報がまず存在し，それから導き出される情報が臨床で必要とされる応用情報となる．図2-2に基本情報と応用情報の関係を示した．すなわち化学物質がからだの中に入ってあらわす作用＝薬理作用，化学物質自体の性質＝理化学的知見，からだの中での薬の動き＝体内動態の3つが基本的情報である．これに対象疾患の情報も加えた基本情報を十分に理解し，把握することで，添付文書に記載されている情報ばかりでなく，添付文書に記載されていない情報，例えば，未知の副作用や相互作用，曖昧な表現しかされていない子どもや妊婦への投与についての情報を導き出すことも可能となる．

　これらの情報は，基本的に添付文書の最も後ろ，すなわち，裏に書かれている項目である．名付けて「添付文書裏読み」のすすめである．

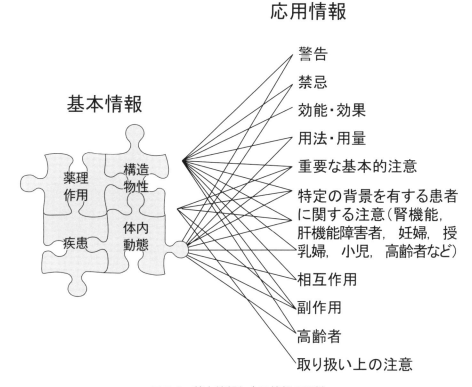

図 2-2　基本情報と応用情報の関係

　医薬品情報の本質情報のうち，基本情報である薬理作用，物理化学的知見，体内動態に関する用語の定義，意味，さらに応用情報への手がかりや例について，章末の付録 医薬品情報 1〜4 にまとめた．付録 医薬品情報 1（p.26）は，薬理作用を示す機序をまとめたものである．薬物受容体に作用するもの，酵素，イオンチャネル受容体タンパク質に作用するもの，外界からきた細菌やウイルスに対するもの，その他にトランスポーター細胞膜のタンパク質やリン脂質などに作用する薬剤もある．ある薬物の作用機序がこれらのどれにあたるかを知ることで，その薬物の効果のみならず，副作用や相互作用，承認を受けていない疾患に対する作用（適応外使用）を理解することができる．

　付録 医薬品情報 2（p.28）は，物理化学的知見についてまとめたものである．化学物質としての構造，分子量，pKa，分配係数，安定性，溶解性，吸湿性，示性値などから，様々な応用情報を推測できる．薬物はあくまでも化学物質であり，その性質によって，体内での挙動がまったく違う．その性質と生体との相互作用によって薬理作用を示すとともに，副作用をも示すのである．

　付録 医薬品情報 3，4（p.29〜p.32）は，体内動態についてまとめたものである．薬物の吸収，分布，代謝，排泄にかかわる特徴から，特に安全性に関する応用情報を推測できる．同じく付録 医薬品情報 5〜10（p.33〜p.42）は，添付文書に記載されている基本情報以外の応用情報についてその定義もしくは意味を解説し，基本情報とのかかわり，その情報の使い方や具体例についてまとめた．

2.4　医薬品の開発過程および市販後に関する制度

(1) 医薬品の開発過程

　医薬品の開発過程から製造承認までの流れを図2-3に示した．医薬品のシーズをみつける研究や疾病の標的分子を探索する研究などから，薬効を示す化合物の候補を探索し，医薬品開発が始まる．膨大な数の化合物からスクリーニングを行い，物理化学的性状を調査し，コンピュータを駆使し，医薬品として適した化合物が選択される．この化合物が決定すると，医薬品としての製造販売を目指し，非臨床試験，臨床試験が実施される．

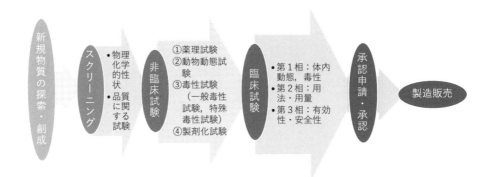

図 2-3　医薬品の開発から承認，製造承認まで

　非臨床試験では，以下の試験が実施される．

① 薬理試験

　　効力を裏づける試験（薬効薬理試験），副次的薬理試験（一般薬理）・安全性薬理試験，その他の薬理試験（薬力学的薬物相互作用）

② 薬物動態試験

　　吸収，分布，代謝，排泄

③ 毒性試験

　　一般毒性試験：単回投与毒性試験，反復投与毒性試験

　　特殊毒性試験：遺伝毒性試験，生殖発生毒性試験など

④ 製剤化試験

　非臨床試験は，有効性と安全性を評価・証明するための科学的データを提供するものであり，臨床試験へと進むために必要であるとともに臨床における有効性と安全性を裏づけるために重要である．近年，盛んに行われているのが，細胞培養やコンピュータ上のシミュレーションを用いた医薬品候補化合物の評価などで，これらも非臨床試験の範疇に入る．非臨床試験は，GLPに基づいて実施することが求められている．

> GLP：good laboratory practice
> 　日本名：医薬品の安全性に関する非臨床試験の実施の基準（省令）
> 　対　象：非臨床試験のうち，毒性試験および安全性薬理試験（一部）
> 　試験成績の確保をはかるために，組織，手続き，手順の文書化，チェックの仕組みなどが
> 　定められている．

　臨床試験は，医薬品や医療機器などのヒトへの影響を調べるために行う試験のことをいう．このうち，製造販売承認を得る目的で，医薬品・医療機器の有効性・安全性をヒトで評価するための臨床試験（第 1 相〜第 3 相試験）を治験とよんでいる．

第 1 相試験

　対象：健康な成人ボランティア（健常人，通常は男性）

　目的：薬物の体内動態の確認，反復投与試験などで安全性を確認する．臨床薬理試験とよばれる．

第 2 相試験

　対象：少数の患者

　目的：安全性および有効性・用法・用量を調査する．第 3 相試験を実施する際の，安全性，用法（投与の仕方：投与回数，投与期間，投与間隔など），用量（最も効果的な投与量）を設定する．探索的試験とよばれる．

第 3 相試験

　対象：多数の患者

　目的：第 2 相試験の結果を基に，有効性，安全性に関する大規模な臨床試験が実施され，有効性と安全性に関する情報を収集する．標準薬を用いたランダム化比較試験などが実施される．したがって，検証的試験とよばれるものが多い．臨床試験は，GCP に基づいて実施することが求められている．

> GCP：good clinical practice
> 　日本名：医薬品の臨床試験の実施に関する基準（省令）
> 　臨床試験成績の信頼性確保のための手続きの明確化や，モニタリング，監査制度などが規定されている．被験者保護のために，治験審査委員会の設置やインフォームド・コンセントなどの規定がある．

　治験の実施にあたってはそれぞれの医療機関の治験審査委員会の承認が必要である．以下は，治験に関連する用語とその解説である．

・IRB（institutional review board）：

　治験審査委員会．治験参加者の「人権」と「安全性」に問題がないかどうかを審査するための組織医学・科学の専門家および非専門家によって構成される独立の（医療機関内，地域的，国立の）委員会．治験審査委員会の責務は，特に，治験実施計画書とその改訂，ならびに被験者から文書によるインフォームド・コンセントを得るのに使用される方法および資料（同意説明文書等）を審査し，承認し，また継続審査を行うことによって，被験者の人権，安全および福祉の保護に対して公の保証を与えることである．

・CRC（clinical research coordinator）：

　治験協力者．治験実施施設にて治験責任医師または治験分担医師の指示のもとで治験の進行をサポートするスタッフのこと．インフォームド・コンセントや同意説明，参加者の心のケアなど

の，医学的判断を伴わない被験者にかかわる業務や，治験が円滑に行われるように，治験（臨床試験）にかかわる事務的業務，治験（臨床試験）に携わるチーム内の調整をする業務を担当する．

・IC（informed concent）：

インフォームド・コンセント．患者などが事前に，十分な説明を受け，理解し，納得したうえで行う同意のこと．

・CRO（contract research organization）：

開発業務受託機関．医薬品の開発において，製薬メーカーが行う治験にかかわる様々な業務のすべてまたは一部を代行・支援する機関（通常は企業）のこと．治験依頼者の業務を支援する企業．

・SMO（site management organization）：

治験施設支援機関．特定の医療機関（治験実施施設）と契約し，その施設に限定して治験業務を支援する機関（通常は企業）．

・SOP（standard operating procedure）：

標準業務手順書．治験業務が適切に行われるように基本的な業務手順をまとめたものである．

(2) 医薬品の製造販売の承認審査

図2-4に医薬品の製造販売の承認審査の過程を示した．製造承認を受けるためには，表2-2に示す資料を揃えて，医薬品医療機器総合機構（PMDA：Pharmaceuticals and Medical Devices Agency）に申請する．PMDAでは，薬学，医学，獣医学，統計学などの専門家が申請書類に基づいてチーム審査を行い，外部専門家からの意見も入れて評価を行う．非臨床試験および臨床試験がGLP，GCPに沿って行われているかの審査も行われる．その結果は，審査報告書としてまとめられ，厚生労働省に報告され，薬事・食品衛生審議会に諮問される．薬事・食品衛生審議会では，これらの情報に基づき，当該医薬品の承認について議論し，答申を行う．厚生労働省は答申を受け，当該医薬品の承認をするか否かの判断を行う．承認がおりると，製造会社は製造することができる．医薬品の製造工程には，GMPやGQPに基づき，品質を確保して製品として市販されることになる．

> GMP：good manufacturing practice
> 　日本名：医薬品及び医薬部外品の製造管理及び品質管理に関する基準（省令）
> 　医薬品の製造業者の許可要件．安心して使うことができる品質のよい医薬品，医療用具などを供給するために，製造時の管理，遵守事項を定めたもの．ただし，すべての医薬品に適応されるのではない（適応外の例：防除，消毒，薬局製造販売医薬品，ガスなど）．
> GQP：good quality practice
> 　日本名：製造販売品質管理基準（省令）
> 　医薬品の製造販売業者の許可要件．医薬品の製造販売業者は，出荷の管理や品質に関する情報や品質不良の処理，回収などの必要な業務を行っていなければ製造販売の許可が得られない．

後発医薬品は，表2-2に示すとおり，新薬として開発承認された先発医薬品と有効成分は同じものを使って製剤としたものであり，製造承認で求められる資料は非常に少ない．非臨床試験および臨床試験は行わず，生物学的同等性試験および安定性試験などを実施する．そのため，開発コストは非常に削減され，安価に供給されることになる．生物学的同等性試験は，健康な成人志願者を対象としてクロスオーバー法によって行われるため，被験者数も少ない．薬物動態パラメータを先発医薬品と比較することで，その同等性を担保するものである．

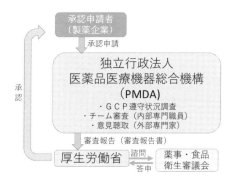

図 2-4　医薬品の製造販売の承認審査過程

表 2-2　先発医薬品と後発医薬品の製造承認で求められる資料

添付資料				先発医薬品	後発医薬品
イ	起源または発見の経緯および外国における使用状況等に関する資料	1	起源または発見の経緯	○	×
		2	外国における使用状況	○	×
		3	特性および他の医薬品との比較検討等	○	×
ロ	物理的化学的性質並びに規格及び試験方法等に関する資料	1	構造決定	○	×
		2	物理的化学的性質等	○	×
		3	規格および試験方法	○	○
ハ	安定性に関する資料	1	長期保存試験	○	△
		2	苛酷試験	○	×
		3	加速試験	○	○
ニ	急性毒性，亜急性毒性，慢性毒性，催奇形性，その他の毒性に関する資料	1	単回投与毒性	○	×
		2	反復投与毒性	○	×
		3	生殖発生毒性	○	×
		4	変異原性	○	×
		5	がん原性	△	×
		6	局所刺激性	△	×
		7	その他の毒性	△	×
ホ	薬理作用に関する資料	1	効力を裏づける試験	○	×
		2	一般薬理	○	×
ヘ	吸収，分布，代謝，排泄に関する資料	1	吸収	○	×
		2	分布	○	×
		3	代謝	○	×
		4	排泄	○	×
		5	生物学的同等性	×	○
ト	臨床試験の試験成績に関する資料		臨床試験成績	○	×

※○は添付を，×は添付の不要を，△は個々の医薬品により判断されることを意味する.

(3) 製造販売後の制度

医薬品の承認審査までの過程で得られる情報には以下のような問題点があるといわれている.
〈5toos〉

・too few：あまりにも症例が少ない，つまり，限られた人数での治験.

・too simple：あまりにも単純化された集団が対象である，つまり，高齢者や妊婦，授乳婦などの複雑な問題を含む患者を対象に治験されることはない.

・too narrow：あまりにも適応が狭い，つまり，申請を行った効能に対する治験が行われる.

・too brief：あまりにも期間が短い，何年も服用して治験を行うというようなことはまずない.

・too median aged：あまりにも中年齢の範囲である.

したがって，製造販売後の情報収集とその評価が，非常に重要となる. 図2-5に医薬品の製造販売後の制度をまとめた.

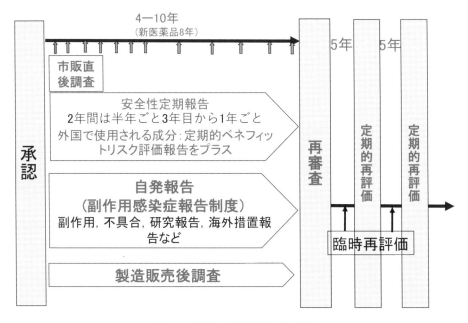

図 2-5　医薬品の製造販売後の制度

① 市販直後調査

新医薬品が市販された直後の6か月間の間，医療機関に対し確実な情報提供，注意喚起などを行い，適正使用に関する理解を促すとともに，重篤な副作用および感染症の情報を迅速に収集し，必要な安全対策を実施し，副作用などの被害を最小限にすることをおもな目的として行われる調査のことである. 新医薬品などの承認の際，承認条件として指示された場合に行う.

② 安全性定期報告

安全性定期報告制度とは，国内で実施した使用成績調査などの結果に加え，海外で販売されている成分については，定期的ベネフィット・リスク評価報告も併せて評価した結果をPMDAに報告する制度である. 承認時に厚生労働大臣が指定した日から2年間は半年ごと，その後は1年

ごとに厚生労働省に安全性定期報告書を提出する.

　定期的ベネフィットリスク評価報告は，ICH* における 3 局の合意事項として販売後の医薬品のベネフィットリスクに関する情報を定期的に報告する際の基準となるもの（Periodic Benefit Risk Evaluation Report：PBRER）．新薬を開発・販売する各国の製薬メーカーは，関連企業を通じて当該医薬品のベネフィットとリスクの情報を各国の規制当局に提出しなければならない.

③ 自発報告（副作用感染症報告制度）

　薬機法において定められている制度で，厚生労働省，PMDA，医療従事者，企業が協力し，安全性情報を収集し安全対策をとるための制度である.

　企業は，企業報告制度として，医療従事者や文献，学会，海外から副作用情報を中心に収集し，それを評価・分析し，医療関係者に情報の伝達を行わなければならない．この実施については，GVP によって規定されている．企業報告制度においては，未知で重篤な副作用や死亡，感染症の発生は知ってから 15 日以内，軽微な副作用は，30 日以内に報告することが義務づけられている.

> GVP：good vigilance practice
> 　日本名：医薬品，医薬部外品，化粧品及び医療機器の製造販売後安全管理の基準（省令）
> 　製造販売業者が適正使用情報の収集や有効性，安全性の情報を収集し，検討および安全確保措置や市販後安全対策を実施するために行わなければならない安全情報の管理をどうやって行うかに関する基準．製造販売業の許可要件であり，5 年ごとの許可更新時に都道府県による調査を受けるなど，厳格な適用がされる.

　医療従事者には，日常，医療の現場においてみられる医薬品，医療機器または再生医療等製品の使用によって発生する健康被害など（副作用，感染症および不具合）の情報を厚生労働大臣に報告する義務がある．図 2-6 には医薬品安全性情報報告書の報告用紙を示した．報告された情報は，専門的観点から分析，評価される．報告の対象者は，すべての医療機関および薬局などを対象とし，薬局開設者，病院もしくは診療所の開設者または医師，歯科医師，薬剤師，登録販売者その他病院などにおいて医療に携わる者のうち業務上医薬品，医療機器または再生医療等製品を取り扱う者となっている．報告対象となる情報は，医薬品，医療機器または再生医療等製品の使用による副作用，感染症または不具合の発生について，保健衛生上の危害の発生または拡大を防止する観点から報告の必要があると判断した症例であって，因果関係が必ずしも明確でない場合であってもかまわない．医薬部外品および化粧品については，化粧品・医薬部外品安全性情報報告書により報告することになっている.

---

*ICH（International Conference on Harmonisation of Technical Requirements for Registration of Pharmaceuticals for Human Use）：医薬品許認可のための技術要件の調和に関する国際会議のこと．有用な医薬品を早く患者・国民に使えるようにとの立場から日本，アメリカ，ヨーロッパの製薬企業と行政機関が協議を行っている.

18

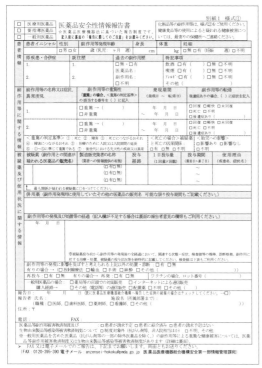

図 2-6 医薬品安全性情報報告書

④ 製造販売後調査

製造販売後の調査は，GPSP に基づいて実施される．

> GPSP：good post-marketing study practice
> 日本名：製造販売後の調査及び試験の実施に関する基準（省令）
> 製造販売業者が再審査・再評価資料の収集・作成のために実施する製造販売後の調査およ
> び試験の業務に関して遵守すべき事項に関する基準．

　具体的には，使用成績調査，製造販売後データベース調査，製造販売後臨床試験がある．使用成績調査には以下のようなものがある．

・一般使用成績調査：

　日常診療において，医薬品を使用する患者の条件を特定せず，副作用による疾病などの種類別発現状況，品質，有効性および安全性に関する情報，その他の適正使用情報の把握のために行う調査．調査例数は，0.1％の頻度で発現する未知の副作用を 95％以上の信頼度で検出できるよう，通常，最低 3,000 例とする．

・特定使用成績調査：

　日常診療において，小児や高齢者，腎または肝機能障害を合併している患者，医薬品を長期に使用する患者，その他医薬品を使用する条件が定められている患者における品質，有効性および安全性に関する情報，その他適正使用情報の検出または確認を行う調査．

・使用成績比較調査：
　特定の医薬品を使用する者の情報と当該医薬品を使用しない者の情報を比較することによって
　行う調査.
・製造販売後データベース調査：
　医療情報データベースを用い，医薬品の副作用による疾病などの種類別の発生状況や有効性，
　安全性に関する情報の検出または確認のために行う調査. 種々の医療情報データベースが整備
　されてきたことに伴い実施されることになった.
・製造販売後臨床試験（第 4 相），治療的使用：
　治験，使用成績調査もしくは特定使用成績調査の成績その他の適正使用情報に関する検討を
　行った結果，得られた推定などを検証し，または診療においては得られない適正使用情報を収
　集するため，医薬品について承認範囲内の用法，用量，効能および効果に従い行う臨床試験.
　例えば，腎機能障害を有する患者など特別な背景を有する患者での適正な使用方法を確立する
　ための試験などがこれにあたる.

⑤ 再審査制度
　新医薬品の承認にあたっては，その新医薬品*に対する再審査の指定がなされ，決められた期
間後に再審査を受けることが義務づけられる. 企業は，再審査申請のための調査や試験を実施
し，製造販売後の有効性，安全性などに関する情報を収集する. これをもとに，承認時の効能・
効果および安全性などと対比し，再度その医薬品の有効性，安全性等を確認する制度を再審査制
度という. この期間は，基本的には，新医薬品を開発した製造会社の独占販売期間となる.
　再審査制度の対象や期間などは，以下のとおりである.

　　　　対象：新医薬品
　　　　申請：調査期間（独占販売期間）終了後 3 か月以内
　　　　期間：新医薬品＝8 年，希少疾病用医薬品＝10 年，新効果医薬品＝6 年以内

⑥ 再評価制度
　再評価制度とは，承認後の医学・薬学の進歩にあわせて，現在の学問的水準から医薬品を見直
す制度のことである.「定期的な再評価」と「臨時の再評価」の運用により，品質，有効性，安
全性を総合評価して，効能・効果，用法・用量，配合の理由などについて適切な対応をすること
を目的としている.

2.5　医薬品の開発過程および市販後に関する制度から発生する情報

　前項 2.4 で解説した制度から発生する情報は，基本的に，PMDA web サイトから入手可能であ
る. おもな情報を，表 2-3 承認関連情報，表 2-4 安全性情報，表 2-5 品質情報としてまとめた.
安全性情報については，その中から特に知っておくべき情報について解説する.

---

*新医薬品とは，すでに製造または輸入の承認を与えられている医薬品と有効成分，分量，用法，用量，
　効能，効果などが明らかに異なる医薬品として厚生労働大臣がその製造の承認の際に指示したもの.

表2-3　医薬品医療機器総合機構（PMDA）webサイトから得られる医薬品の承認関連情報

名　称	作成機関	英名・略名・別名	発行頻度	承認情報	
				媒体・入手方法	目　的
医薬品承認審査報告書	PMDA 作成、公開	ー	随時	医薬品医療機器総合機構webサイト（審査のページにあり）	新医薬品の承認審査結果について、PMDA の審査結果と当該医薬品の審査過程で問題と考えられた内容についてのPMDAとのやりとりであり、重要な資料となる。
申請資料概要	製薬企業 作成	ー	随時	医薬品医療機器総合機構webサイト（承認審査のページにあり）	新医薬品の承認審査のために提出された申請資料が閲覧可能。ただし、特許などにかかわる部分は塗りつぶしがされており、閲覧できない箇所も多数ある。
医療用医薬品再審査結果	厚生労働省（PMDA 作成）公開	ー	随時	医薬品医療機器総合機構webサイト	医療用医薬品再審査結果について、厚生労働省から通知として通知内容が公開される。これは法令データベースから検索、閲覧が可能。
再評価結果のお知らせ	製薬企業 作成、公開	ー	随時	紙（企業から提供）電子データ（企業の web サイト：一部）	厚生労働省から公示される医療用医薬品再評価の結果に該当する医薬品の製造企業は、本情報を作成しなければならない。その内容は、承認された効能・効果、用法・用量の変更、承認事項の整理。製品の回収など。医療機関には、MR が配布する。
再審査結果のお知らせ	製薬企業 作成、公開	ー	随時	紙（企業から提供）医薬品医療機器総合機構webサイトの各医薬品の情報に集約	新薬について、承認後一定期間が経過した後に、企業が実際に医療機関で使用されたデータを集め、安全性について、再度確認する。再審査結果については、PMDAの各医薬品のデータに集約され、時系列に閲覧できる。
市販直後調査に関する情報	製薬企業 作成、公開	ー	随時	製薬企業webサイト	治験段階では判明していなかった重篤な副作用などが発現することがあるため、新医薬品について、販売開始から 6 ヵ月間について、特に注意深い使用を促し、重篤な副作用が発生した場合の情報収集体制を強化するために行われる。PMDAには、市販直後調査は公開されているが、重篤な副作用の内容は収載されていない。製薬企業のwebサイトのみから内容については閲覧可能なものがある。
最適使用推進ガイドライン	厚生労働省、PMDA、関係団体 作成、公開	ー	随時	医薬品医療機器総合機構webサイト（承認審査のページにあり）	新規作用機序をもつ医薬品などの革新的新薬の最適使用を勧めるために、厚生労働省が関係学会およびPMDAと協力し、患者選択基準や医薬品を適正に使用できる医師、医療機関の要件について定めた資料。この対象となる医薬品を使用するためには、このガイドラインに従って使用しないと保険償還を受けることができない。
保険適用される公知申請品目に関する情報	PMDA 公開	ー	随時	医薬品医療機器総合機構webサイト（承認審査のページにあり）	公知申請とは、海外では承認を受けて使用されているのに日本では未承認のため使用できない医薬品について、有効性や安全性が十分に認められた場合には医学薬学上「公知」であるとされ、臨床試験の一部あるいは全部を行わなくとも承認が可能となる制度。また、適応外処方の場合は、求められる効能・効果の科学的根拠が証明されていて、その効能・効果が医学薬学上世界ですでに一般的であるような場合も認められることがある。

表2-4　医薬品医療機器総合機構（PMDA）webサイトから得られる医薬品の安全性情報

名　称	作成機関	英名・略名・別名	発行頻度	媒体・入手方法	目　的
				安全性情報	
緊急安全性情報	製薬企業　作成	イエローレター	随時	紙（企業から提供）医薬品医療機器総合機構webサイト、企業webサイト	厚生労働省が諮問機関である薬事・食品衛生審議会の検討内容に基づき、作成の指示を出す。製薬企業は、指示・指示文書に基づき作成する。指示後4週間以内に作成し、MRが医療機関に直接配布する。その内容は、重要で緊急の情報伝達が必要な場合に作成される。製造販売業者が目的に決定し、厚生労働省およびPMDAと協議し作成することもある。
安全性速報	製薬企業　作成	ブルーレター	随時	紙（企業から提供）医薬品医療機器総合機構webサイト、企業webサイト	厚生労働省が諮問機関である薬事・食品衛生審議会の検討内容に基づき、作成の指示を出す。ブルーレターは、緊急安全性情報の配布が必要となるほどの緊急性はないが、迅速に医療従事者に注意喚起をはかる必要がある場合に出される。製造販売業者が目的に決定し、厚生労働省およびPMDAと協議し作成することもある。
使用上の注意改訂情報、使用上の注意の改訂指示	厚生労働省　公開	—	随時	医薬品医療機器総合機構webサイト	使用上の注意の改訂のうち重要なものについて、その概要を閲覧可能。
使用上の注意の改訂情報	製薬企業　作成	お知らせ	随時	紙（企業から提供）電子データ（企業：一部）webサイト	「使用上の注意」などを改訂した場合、再審査・再評価の結果で添付文書の改訂が行われた場合、規格変更、包装、剤形変更、回収などがあった場合に配布される情報。医療機関にはMRが配布する。
医薬品・医療機器等安全性情報	厚生労働省　作成・公開	—	毎月	紙・医薬品医療機器総合機構webサイト	厚生労働省が薬事・食品衛生審議会で評価された医薬品副作用情報を中心に、特に重要な副作用情報、副作用をめぐる解説記事、医薬品適正使用情報。使用上の注意の改訂内容を収録している。
医薬品安全対策情報	日本製薬団体連合会　作成	Drug Safety Update：DSU	月1回（年10回）	紙・医薬品医療機器総合機構webサイト	医療用医薬品添付文書の使用上の注意（医薬局安全対策課による使用上の注意改訂、企業の自主改訂）、警告などの改訂部分とその理由を個別にまとめたもの。発行回数は通年10回程度。各企業がMRなどにより配布する。全国約20万の医療機関、保険薬局に情報伝達。OTC医薬品の使用上の注意改訂情報（OTC版DSU）もある。
医薬品リスク管理計画	製薬企業　作成	Risk Management Plan：RMP	随時	医薬品医療機器総合機構webサイト	医薬品の開発段階、承認審査時から、製造販売後のすべての期間において、ベネフィットとリスク評価の見直しを行い、これまで以上に明確な安全対策の実施を可能とすることが目的。
副作用が疑われる症例情報	厚生労働省　公開	—	随時	医薬品医療機器総合機構webサイト	製薬企業から医薬品医療機器総合機構に報告のあった症例について、報告年度、性別、疾患等、被疑薬、併用経緯、有害事象。
医薬品に関する評価中のリスク等の情報について	PMDA　公開	—	随時	医薬品医療機器総合機構webサイト	副作用情報の一定の集積、市販直後調査などにおいて示唆されるリスク情報で、使用上の改善などにつながるかどうかを注目している。厚生労働省およびPMDAが評価を始めるなどのリスク情報を閲覧可能。
重篤副作用疾患別対応マニュアル（医療関係者向け）	厚生労働省、日本病院薬剤師会、日本医学会　公開	—	随時	医薬品医療機器総合機構webサイト	重篤度などから判断して必要性が高いと考えられる副作用について、患者および臨床現場の医師、薬剤師等が活用する治療法、判別法等を包括的にまとめたもの。横紋筋融解症、間質性肺炎、偽アルドステロン症、急性腎障害、急性呼吸促迫症候群、スティーブンス・ジョンソン症候群、中毒性表皮壊死症、白質脳症、薬剤性パーキンソニズムなどがある。

表 2-5　医薬品医療機器総合機構 web サイトから得られる医薬品の品質情報

品質情報					
名　称	作成機関		英名・略名・別名	発行頻度	媒体・入手方法	目　的
後発医薬品品質情報	厚生労働省	公開	—	随時	医薬品医療機器総合機構 web サイト	ジェネリック医薬品品質情報検討会の検討結果の公表および検査結果についての解説.
医療用医薬品最新品質情報	厚生労働省（ジェネリック医薬品品質情報検討会報告）	公開	ブルーブック	随時	医薬品医療機器総合機構 web サイト	後発医薬品の有効成分ごとに, 品目名, 効能・効果, 用法・用量, 薬効分類, 規格単位, 添加物, 解離定数, 溶解度安定性, 生物学的同等性試験結果, 溶出試験結果, 後発医薬品品質確保対策事業検査結果, 分析法などの情報をデータシートとして記載.

① 医薬品承認審査報告書

　医薬品承認審査報告書は, 新医薬品の承認審査の報告書であり, 公開されている. 審査の報告であるため, 審査時に論点となった点について PMDA が質問したことに対して, 製造販売業者が答える形になっている. すなわち, 当該医薬品の市販されてから起こってくる潜在的なリスクや特徴を知る手段として非常に重要性が高いと考えられる. 例えば, 副次的薬理試験の結果などには, 薬理作用のターゲットとなる受容体やイオンチャネル, トランスポーターおよび酵素などが, 生体内でどのように分布し, 今後起こってくる可能性のある副作用と関連する可能性があるかについて有用な情報が得られる場合もある.

② 緊急安全性情報, 安全性速報, 使用上の注意改訂（お知らせ文書）

　図 2-7 に安全性情報についてまとめた. 緊急安全性情報は, 医薬関係者に対して緊急かつ重大な注意喚起が必要な場合や, 医薬品・医療機器の使用制限などの対策が必要な場合に配布する. 医薬関係者向けの情報提供だけでなく, 該当する医薬品・医療機器を使用している患者を含む国民向けの情報提供も併せて行う（原則作成）.

　安全性速報は, 医薬関係者に対して一般的な使用上の注意の改訂情報よりも迅速な注意喚起が必要な場合や, 適正使用のための対応を周知する必要がある場合に, 「緊急安全性情報」に準じて重要な情報を伝達するものとして製造販売業者が配布する. 国民向けの情報提供については, 必要に応じて行う. いずれも 1 か月以内の到着確認が必要. 緊急安全性情報も安全性速報も自主的な決定であっても製造販売業者が厚生労働省および PMDA と協議し作成することも可能. 図 2-8 には緊急安全性情報の例, 図 2-9 には安全性速報の例を示した.

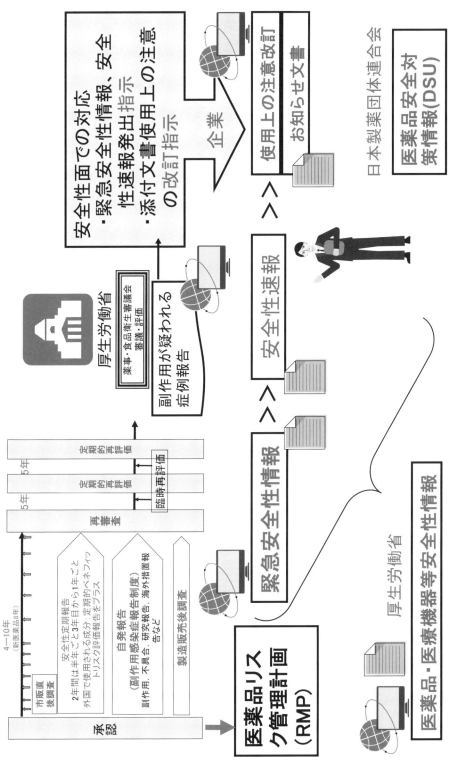

図 2-7　安全性情報のまとめ

24

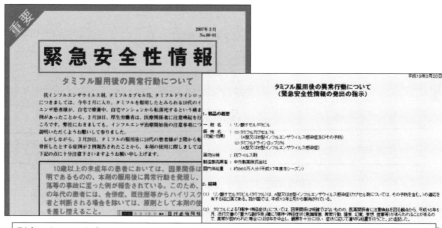

別名:イエローレター

指示:厚生労働省が諮問機関である薬事・食品衛生審議会の検討内容に基づき発出指示(自主改訂もある)

発行:製薬企業が行政の指示(1ヶ月以内)により作成, 直接配布(MR)

発行頻度:随時

内容:「警告」「使用上の注意」などの記載改訂などで, 特に, 重要で緊急の情報伝達が必要な場合に出される.

他配布:学会誌

図 2-8　緊急安全性情報の例

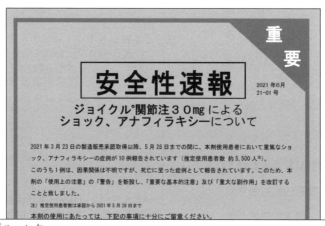

別名:ブルーレター

指示:厚生労働省が諮問機関である薬事・食品衛生審議会の検討内容に基づき発出指示(自主改訂もある)

発行:製薬企業

発行頻度:随時

内容:緊急安全性情報の配布が必要となるほどの緊急性はないが, 重要な添付文書の改訂であり, 迅速に医療従事者に注意喚起をはかる必要が有る場合に出される.

図 2-9　安全性速報の例

③ 医薬品・医療機器等安全性情報，医薬品安全対策情報

　図 2-10，図 2-11 にそれぞれの例を示した．安全性情報については，厚生労働省が毎月，医薬品・医療機器等安全性情報として，解説冊子を作成している．さらに，日本製薬団体連合会ではこれらをまとめ，医薬品安全対策情報として，毎月見やすく分類して医療機関に提供している．2023 年 7 月 31 日までに郵送による配付を終了し，web サイト上に掲載された DSU を電子的に閲覧することが予定されている．

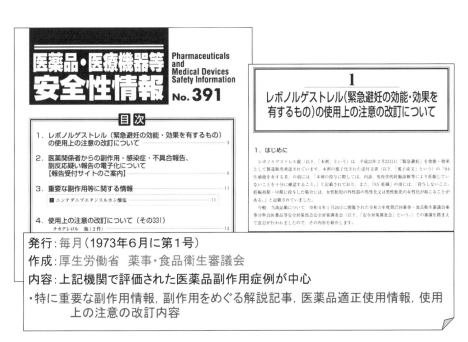

図 2-10　医薬品・医療機器等安全性情報の例

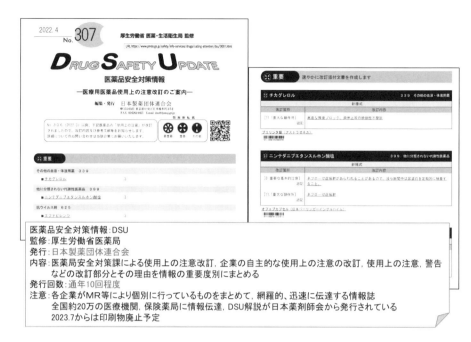

図 2-11　医薬品安全対策情報（DSU）の例

④ 医薬品リスク管理計画（Risk Management Plan：RMP）

　RMP は，製造販売業者が医薬品の開発から市販後まで一貫したリスク管理をするための計画として策定しているものである．GVP に従い，RMP を作成し，承認後は，その計画に従ってリスクの管理を進めるものである．再審査時には，その実施状況についても報告しなければならない．安全性検討事項として，重要な特定されたリスク，重要な潜在的リスク，重要な不足情報に分け，それぞれの安全性監視活動とリスク最小化活動について計画が立てられる．市販直後調査や使用成績調査などもこの計画に基づいて実施される．リスク最小化活動では，患者用の啓発資材の作成なども含め，具体的にリスクをどのように避けるかの計画を立てなければならない．

2.6　付録 医薬品情報

付録　医薬品情報 1：薬理作用

ターゲット	薬理作用	基本情報から応用情報への手がかり，例
受容体	薬物受容体は，ヒスタミン受容体や β 受容体など細胞の形質膜に存在する膜受容体を示す．膜受容体は，β_1 受容体，β_2 受容体などさらに構造の少しずつ異なるサブタイプに分類される．	同じ種類の膜受容体は種々の臓器に存在するため，ある臓器においては薬理作用を示すが，他の臓器では副作用を示すこともある．受容体に作用する薬物の場合は，その受容体がどこに存在するかを確認しておくことが大切である．

ターゲット	薬理作用	基本情報から応用情報への手がかり，例
細胞質・核内受容体タンパク質	細胞質や核内には生理活性物質や薬物と結合する受容体タンパク質もしくは nuclear receptor protein が存在する．副腎皮質ステロイドホルモン，性ホルモン，ビタミン A などは脂溶性が高く細胞の形質膜を容易に透過し，細胞内で各々の受容体タンパク質と結合する．結合によりできた受容体タンパク質との複合体は特定の DNA に結合し，mRNA をつくる RNA 分子の転写量を換え，タンパク分子の産生量を変化させる．その結果産生された生理活性物質は，作用が多種に及ぶため，薬物によって生じる有害作用も多様である．	例：ステロイドホルモンは，ステロイドホルモン受容体と結合して，mRNA をつくる RNA 分子の転写量を増やし，その結果産生される生理活性物質の量も増える．したがって，副作用も多種多様となる．
酵素	酵素分子に作用し，そのはたらきを変化させることによって作用を発現する薬物も多い．トロンボキサンやプロスタグランジンを合成するシクロオキシゲナーゼを阻害する NSAIDs などは全身投与により，標的器官以外にも多くの組織・器官において同じ生理活性物質の代謝に影響を及ぼす．	例：アスピリンなどの NSAIDs はシクロオキシゲナーゼを阻害することによってトロンボキサン，プロスタグランジンの合成を阻害する．プロスタグランジンは，局所で痛みの閾値を下げ，熱のセットポイントを上げている一方で，胃では粘膜保護，腎臓では，腎血管の拡張などの作用がある．NSAIDs の投与により，鎮痛解熱が起こるとともに，胃粘膜障害，腎血流の低下などをもたらす．
イオンチャネル	すべての細胞の形質膜上には，特定のイオンを選択的に透過させるイオンチャネルが存在する．イオンチャネルは透過するイオンの種類によって分類され，ナトリウムチャネル，カルシウムチャネルなどがあげられる．各イオンチャネルは 1 種類ではなく，カルシウムチャネルは 4 種類，カリウムチャネルは 15 種類以上に分類される．	例：カルシウム拮抗薬では Ca イオンと拮抗するのではなく，Ca イオンが細胞内に流入するイオンチャネルに作用する．
輸送担体	ある種の神経伝達物質は，神経終末から遊離された後，その一部が神経内もしくは他の細胞内に取り込まれる．この取り込みは形質膜に存在する輸送担体により行われる．	
その他の生体分子	その他，細胞の構造タンパク質，形質膜の構成成分であるリン脂質，ヘモグロビンのヘム，核酸，グリコーゲン，抗体，細胞内色素などがあげられる．	例：アセトアミノフェンによる肝毒性は，細胞内の構造タンパク質への結合により起こる．肝臓においてアセトアミノフェンやフェナセチンの代謝産物はグルタチオン抱合を受けて排泄されるが，過剰量服用時にはグルタチオンは足りなくなり，代謝産物が肝細胞内でチオール基をもったタンパク質または核酸と結合し細胞の壊死を起こすとされている．

28

付録　医薬品情報2：物理化学的所見

内　容	定義・意味	基本情報から応用情報への手がかり・例
化学構造	化学構造は，単体または化合物について，構成する分子の化学的性質を示す原子，原子団あるいは官能基の配列を示す構造式で表される．	化学構造から，薬理作用が異なる薬物間での類似構造を推測したり，弱酸性物質か弱塩基性物質かなどの物性を考えることができる．
分子量	分子量は，構成元素の天然の核種組成に基づいた原子量を用いて算出される．	分子量から膜通過性を考えることができる．分子量が200以下の場合は，母乳移行性を考慮し，600以下の場合は，胎盤通過性を考慮，1,000以上の場合は，膜を通過しにくい．
pKa	pKaは，酸（pKbは塩基）解離定数である．	例えば，ある薬物のpKaが5の場合，pH5の水溶液中では，分子型とイオン型の割合が50％ずつになる．薬物の性質（酸性，塩基性）と，pKaから膜通過性（母乳移行性，胎盤通過性）を推測することができる．イオン型薬物が結合するタンパク質には，アルブミンとグロブリンがある．酸性薬物はアルブミンと，塩基性薬物は炎症のときに増加するグロブリンの一種であるα1酸性糖タンパクと結合しやすい．
分配係数	分配係数は，2液間における試料の分配行動からその物質の性質を推定する方法．その分子が脂溶性の場合は有機相に，水溶性の場合は水相に分配する． 分配係数＝有機相中の濃度／水相中の濃度	薬物が脂溶性か水溶性かを確認する．分配係数が1以上なら脂溶性（Log値の場合は0以上で脂溶性）．脂溶性薬物は膜の通過性が高いため，母乳へ移行しやすく，脳血液関門，胎盤関門を通過しやすい．「分配係数≧1」の脂溶性薬物では，一般に肝障害の患者に投与する場合注意が必要である．「分配係数＜1」の水溶性薬物では，一般に腎障害の患者に投与する場合注意が必要である．脂溶性薬物は，代謝酵素により水溶性の高い薬物誘導体に代謝されるが，代謝酵素のP450には分子種が知られている．弱酸性薬物ではP450のCYP2C9が関連し，弱塩基性薬物ではP450のCYP2D6が関連している．

内　容	定義・意味	基本情報から応用情報への手がかり・例
安定性	安定性は，ある薬物の温度，湿度，光などに対する医薬品の安定性の値．	これらの情報から，保存条件や一包化が可能か，遮光は必要かなどが推測できる．貯法には，冷蔵保存（4℃），冷所保存（15℃以下），室温保存（1～30℃），遮光保存がある．室温保存の場合は，貯法の表示がない場合もある．保存容器には密閉容器，気密容器，密封容器，遮光容器がある．
溶解性	溶解性は，日本薬局方の溶解の用語で，溶質 1 g を溶かすのに必要な溶媒の量が記載されている．	
吸湿性	吸湿性は，物質が大気から水分を吸着する度合いである．	基本的に錠剤粉砕や，カプセル剤開封を行うべきではない製剤として，特殊コーティングのある製剤（光に不安定，吸湿性，苦みやしびれなどの味，臭い，腸溶性），徐放性製剤，軟カプセル剤がある．ただし，これらは条件付きで可能となる場合もある．
示性値	示性値には旋光度，吸光度，屈折率，相対湿度などが含まれる．	ある特定の薬物の性質を示しており，純度，濃度の確認の際に用いられる．

付録　医薬品情報 3：体内動態 1

内　容	定義・意味	基本情報から応用情報への手がかり・例
吸収	吸収は，脂質を主体とする 2 つの膜のいずれかを通過して行われる．1 つは粘膜で，経口投与では消化管粘膜，直腸投与では直腸粘膜を通過する．消化管粘膜を通過する場合は，その体循環血液が直接肝臓を通過するので初回通過効果の影響を大きく受ける．もう 1 つは皮膚である．貼付剤などは皮膚の膜を通過して体循環血液に到達する．皮膚の膜を機械的に通過する投与方法に注射剤がある．	膜の通過しやすさは，脂溶性，薬物のpKa と性質（弱酸性か弱塩基性か）が関係する．脂溶性の高い薬物は，膜を通過しやすく，分配係数が左右する．水溶性薬物の膜の通過はおもに分子型の割合が支配し，分子型の割合は pKa と薬物の性質（弱酸性か弱塩基性か）が関係する．
分布	分布は，薬物が吸収され体内を循環する血液により作用発現部位や各臓器に運ばれて組織に移行することをいう．	どの組織に大量に分布するかを把握することで，その臓器への障害の可能性をふまえることができる．

内　容	定義・意味	基本情報から応用情報への手がかり・例
代謝	薬物はやがて体外に排泄される．薬物が水溶性の場合は腎から排泄できるが，脂溶性の場合は代謝酵素により水溶性の高い誘導体に代謝された後，腎排泄あるいは胆汁排泄される．代謝は薬物の化学構造が変化することをいい，ほとんどの場合水溶性が高くなる．これには第1相反応（酸化，還元，加水分解），第2相反応（抱合），第3相反応（腸内細菌叢がかかわる代謝反応）がある．第1相反応の酸化反応ではP450の分子種が相互作用を考えるうえで重要である．薬物の中には代謝によって活性型となるものもある．この場合，活性代謝物の割合はどのくらいか，効力比はどのくらいか確認する必要がある．活性代謝物については，体内動態を考慮する必要がある．	代謝にかかわるP450の分子種を確認する．一般に酸性薬物の代謝はCYP2C9が，塩基性薬物の代謝はCYP2D6が関連している．同じ分子種で代謝を受ける薬物どうしで相互作用が問題となる．特に，CYP3A4で代謝される薬剤は多く，副作用も多く発生する可能性がある．
排泄	薬物は腎臓から尿中へ，あるいは肝臓で代謝を受け，胆汁・尿中へ排泄される．その他，呼気，唾液などにも排泄される．そのうち，腎臓からの排泄には，糸球体ろ過，尿細管再吸収，近位尿細管分泌の3つの機構がかかわっている． 肝臓で代謝を受けた薬物の胆汁・尿中への排泄は，分子量の大きい代謝物（グルクロン酸・グルタチオン・グリシンなどで抱合された代謝物）は胆汁中に排泄され，分子量の小さい代謝物は尿中に排泄される．肝臓で代謝を受け，胆汁とともに腸内に排泄された代謝物が，腸内細菌により分解された後，再び吸収されて薬効をあらわす場合もある．これは腸肝循環とよばれ，薬効の持続に影響する．	尿中未変化体排泄率から，脂溶性薬物か，水溶性薬物か推測することができる．尿中未変化体が50%以上の水溶性薬物では，一般に腎障害の患者に投与する場合注意が必要であり，尿中未変化体が50%未満の脂溶性薬物では，一般に肝障害の患者に投与する場合注意が必要である． 糸球体ろ過：物理的なろ過である．分子量の大きさにより制限され，分子型，イオン型は問わない．タンパク結合している薬物は分子量が大きいためろ過されない．そのため，薬物のタンパク結合の解離定数の影響を受ける． 尿細管再吸収：濃度勾配に伴う受動拡散である．脂溶性で，分子型の薬物のみが再吸収される．そのため，pKaと薬物の性質（弱酸性物質か塩基性物質か）と，尿細管中の尿pHの影響を受ける．例えば，尿アルカリ化剤を投与すると，酸性薬物は排泄されやすくなる． 近位尿細管分泌：薬物の血管側から近位尿細管への分泌には，ジギタリス製剤の分泌を行うP糖タンパク輸送系，塩基性薬物を分泌する陽イオン輸送系，酸性薬物を分泌する陰イオン輸送系がある．この過程は能動輸送である．
血中濃度	血中濃度は，血漿中の薬物の濃度である場合が多い．薬物の作用は，ほとんどが血中濃度に比例する．有効血中濃度と副作用発現濃度の狭い薬物では，血中濃度モニタリングが役に立つ．	

内　容	定義・意味	基本情報から応用情報への手がかり・例
半減期 t1/2	半減期は，血中濃度あるいは体内量が半分に減ずるのに必要な時間をいう．半減期に t1/2α と t1/2β がある．薬物では α 相は薬物を投与して，初期に血中から薬物が急速に減少する過程をいう．β 相は，α 相が過ぎ，α 相よりゆっくりと薬物が減少していく過程をいう．	体内にどの程度残留しているかは t1/2β で考える．一般に，半減期の約 4〜5 倍で定常状態に達し，約 7 倍の時間が経過すれば，体内の残留はほとんどない．中毒や，薬物中止後の授乳開始の時期を判断するために必要な情報である．
投与間隔	投与間隔は，維持投与量連続投与時では半減期に等しくなるように設定するのが最も理想的な投与計画である．t1/2 の 5 倍の時間が経過すると，定常状態における血中薬物濃度の 10% 誤差範囲に入り，約 7 倍の時間をかければ 1% 以内の誤差となる．	半減期よりも投与間隔が短い場合は体内に蓄積するが，定常状態の血中濃度が初回投与時の何倍になるかは蓄積係数で表される．
消失速度定数	消失速度定数は，投与された薬物が血中から排泄，代謝などにより消失していく速度から求められる定数．	半減期との間に消失速度定数 = 0.693／半減期という関係式が成り立つ．

付録　医薬品情報 4：体内動態 2

内　容	定義・意味	基本情報から応用情報への手がかり・例
分布容積	薬物の体内総量と血漿中濃度との関係を示す分布のパラメータとして，分布容積があり，次式で表される． 分布容積 = 薬物の体内総量／血漿中濃度	分布容積が大きい場合は，薬物の体内分布が広範囲か，ある臓器に特異的に取り込まれているか，この両方が起こっているかのいずれかである．実際，分布容積が真の血漿容積（体重の 5%）よりもはるかに大きいこともある．分布容積は，同一患者でも薬物が異なれば値が異なり，同一薬物でも投与する患者が異なれば異なる．血漿タンパク結合率が高く（80% 以上），分布容積（0.5 L/kg 以下）の薬物では，組織に分布しにくく，血漿タンパクのわずかな変化で分布が大きく影響を受ける．有効血中濃度域が比較的狭い薬物では特に注意が必要である．
血漿タンパク結合率	タンパク結合率は，血中の薬物のうちタンパクと結合している薬物がどのくらいかをあらわしたものである．タンパクと結合している薬物の特徴は，薬効を示さず，膜を通過できない．血中濃度は，タンパク結合の有無に関係なく測定されるため，血漿タンパク結合率は重要な値である．薬物とタンパクとの結合は，水素結合，疎水結合，イオン結合，ファンデルワールス力など可逆的な結合である．	イオン型薬物が結合するタンパク質には，アルブミンとグロブリンがある．酸性薬物はアルブミンと，塩基性薬物は炎症のときに増加するグロブリンの一種である α1 酸性糖タンパクと結合しやすい．

内　容	定義・意味	基本情報から応用情報への手がかり・例
クリアランス	クリアランスは，薬物の消失速度と濃度を関連させるためのパラメータである．腎クリアランス，肝クリアランスなど臓器によるクリアランスの総和が生体クリアランスである．	
バイオアベイラビリティ	吸収のパラメータとして，生物学的利用率（F）があり，血管内への直接投与では全量が体循環血流に入る（F＝1）が，特に経口投与では，消化管膜通過，小腸初回通過効果，肝初回通過効果の影響を受けるため，必ずしも全量が体循環血流に入るとは限らない（F≦1）．	
組織移行性	組織移行性を左右する因子には，薬物の脂溶性，薬物の性質（弱酸性か弱塩基性か）以外に，組織に供給される血液量，血漿成分との結合性，各種血球への取り込み，血管内皮細胞膜での薬物の分配率，組織での結合性があげられる．	
血液脳関門	血液脳関門は，脳血管内にある薬物が脳細胞に達するのを防ぐ役割をする．	薬物の脳細胞への取り込みは，脂溶性が高いほど，また分子量が小さいほど通過しやすく，水溶性や，イオン型薬物は通過しにくい．脳の細胞外液のpHは約7.33であるのに対して，血液のpHは約7.40である．そのため塩基性薬物ほど血液脳関門を通過しやすい．
胎盤血液関門	胎盤は，胎児と母体の組織が混じり合い，血液は混じり合わない組織である．胎盤では胎児の血液と母胎の血液との間で物質交換が行われる．胎児の血液からは炭酸ガスや老廃物を母体の血液に捨て，酸素や栄養を母体の血液から受け取る．この膜による障壁を胎盤血液関門という．	胎盤血液関門は，分子量が600以下の薬物は容易に通過し，600〜1,000の薬物は緩徐に通過，1,000以上の薬物は通過しにくい．また，脂溶性薬物は通過しやすく，イオン化の高い薬物は通過しにくい．弱塩基性薬物は胎盤を通過しやすく，タンパク結合率の高い薬物は通過しにくい．
母乳移行性	母親が服用している薬物は母乳へ移行する．	薬物のpHおよびpKaは，母乳への薬物の移行性を大きく左右する．母乳のpHは約7，血漿のpHは約7.4であり，弱塩基の薬物は母乳（酸性側）でイオン型となりやすいため母乳へ移行しやすい．また，脂溶性薬物は移行しやすいが，タンパク結合率の高い薬物は移行性が低い．分子量200以下の水溶性薬物は母乳へ移行しやすく，分子量200以上のイオン型薬物は通過しにくい．母親側の腎機能が低下していると，高濃度で移行しやすい．乳児ではグルクロン酸抱合能が十分機能していないため，グルクロン酸抱合体は活性薬物を放出しやすい．ベンゾジアゼピン系など，グルクロン酸抱合を受ける薬物は避ける．
透析性	透析により体内からの薬物の消失が亢進を受ける場合がある．そのため血液透析患者に対しては透析による体内からの消失薬物量を十分に考慮して薬物療法を行う必要がある．	一般に水に難溶性の薬物は透析されにくい．タンパク結合率の高い薬物は透析されにくく，透析膜の種類によるが，分子量が大きいほど透析されにくい．透析時間内に透析膜上を灌流する血液量はおよそ50L前後であるため，分布容積が大きい薬物では，血液中に存在する割合が低く，透析効率が悪い．

付録　医薬品情報 5：起源情報・名称情報

	定義・意味	使い方・例
起源情報	薬物の発見の経緯が記載されている．例えば，天然資源から抽出された起源物質は何か，どういう構造活性相関の研究中に見つかったのかなどである．	
名称情報	医薬品の名称には，化学名，一般名（INN，JAN，USAN など），治験番号などがある．すべての医薬品にこれらの名称があるわけではないが，逆に特定の化学物質の名称が 1 つというわけではない．一般名は，医薬品の普遍的な名称であり，だれでも自由に使用できるが，国際一般的名称（INN）と日本一般名称（JAN），アメリカ一般名称（USAN）などと違うこともあるので注意が必要である．	シクロスポリンの JAN は「ciclosporin」であるが，USAN は「cyclosporine」である．

付録　医薬品情報 6：製剤情報

	定義・意味	使い方・例
組　成	組成は，製剤を構成している一群の成分，およびそれらの量的関係をいう．	
剤　形	剤形は，散剤，顆粒剤，錠剤，トローチ剤，カプセル剤，液剤（内用液剤，外用液剤，眼用剤），貼付剤，軟膏剤，坐剤，注射剤など多種多様である．特に特殊コーティングの有無を確認する．	錠剤粉砕やカプセル剤開封では必要な情報である．
添加剤	添加剤には，保存剤，賦形剤，安定剤，溶媒，緩衝剤，溶解補助剤，基剤などが含まれる．現在のところ，添付文書には，すべての添加剤が記載されているわけではない．昭和 63 年 10 月の厚生省（現厚生労働省）薬務局通知により，ネガティブリストとポジティブリストが指定されている．ネガティブリストとは，pH 調整剤や等張化剤，緩衝剤などで，記載の必要はない．ポジティブリストは，文献報告や諸外国の規制などをふまえて，安全性の観点から留意すべき成分を記載しなければならない．	添加剤に対するアレルギーをもつ患者もおり，添加剤を確認する必要がある．また，添加剤の相互作用もある．例えば，点眼剤の防腐剤は，塩化ベンザルコニウムで沈殿が生じる場合に，パラベン類を用いる．したがって，パラベン類を含む点眼剤と塩化ベンザルコニウムを含む点眼剤を同時に使用すると沈殿を生じる可能性がある．
識別記号	識別記号は，錠剤，カプセル剤などの識別を目的として，会社コード，数字，アルファベットなどを組み合わせて製品固有につけられ，製剤・包装に印刷される．	最近では，商品名が直接印刷されているものもある．
有効期間・期限	薬物の有効性，安全性を保証する期間を有効期間または使用期間といい，その最終年月をもって有効期限または使用期限を示す．	
配合変化	配合変化は，2 種以上の医薬品を混合したり溶液とした場合に，相互に物理化学的あるいは化学的に変化を生じるもので，その変化が投与期間内に生じ，患者の服用あるいは適用に支障をきたすものが該当する．これには配合不可，配合不適，配合注意があげられる．	

付録　医薬品情報 7：用法用量情報

	定義・意味	使い方・例
用　法	投与間隔は，維持投与量連続投与時には薬物の生体内半減期に等しくなるように設定するのが理想的である．投与時間には，食前，食後，食間，一定間隔，就寝前などがあり，多くの薬物は食後服用である．	食前は，食事をとる 30〜60 分前頃をさす．例えば，悪心・嘔吐の抑制に用いるメトクロプラミドは，食後の不快感と効果発現が一致するように食前投与する．食直前は食事の少し前をいう．例えば，アカルボースは食事による血糖上昇を抑えるための薬である．そのため食直前投与である．食直後は食事後すぐをさし，食後は食後 30 分頃である．経口剤のほとんどは食後投与であるが，重要な意味をもっているものは少ない．食間は食後2 時間頃をさす．例えば，ペニシラミンはウイルソン病や慢性関節リウマチの治療に用いる薬であるが，食事中の金属とキレートを形成し吸収量が低下するため，投与量の少ない慢性関節リウマチの場合は食間投与である．しかし，投与量の多いウイルソン病の場合は胃腸障害を考慮して食後投与である．その他に，一定間隔（6 時間ごとなど）に投与される場合や就寝前投与などがある．
用　量	薬物を投与しても，それが期待される効果を発現するには，それなりの量が必要となる．少なすぎれば効果は発現せず，多すぎれば中毒が問題となる．投与量が適切であるかどうかは血中濃度で判断されるが，実際に血中濃度を測定できる薬物はそれほど多くはない．医薬品の用法・用量は，臨床試験後期第 2 相試験などに基づいて設定され，承認を受ける．	用量に「適宜増減」とある場合は，記載されている用量の 2 倍程度までは医師の裁量権の範疇と考える．上限や減量条件が記載されているものは，「条件付き適宜増減」といわれる．適宜増減と記載されていない場合は，原則適宜増減不可であり，疑義照会しなければならない．
肝障害時の用量	肝疾患に伴う薬物動態の変化は，肝細胞量と，肝血流の減少の 2 因子により決定される．肝疾患では，薬物代謝，胆汁中への排泄，薬物の血漿タンパク結合，肝血流量などが変動し，薬物除去率が低下する．肝疾患における薬物の体内動態について考える場合，まず薬物の肝抽出率に注意を払う．肝抽出率とは，1 回の血液の肝通過によってどの程度の割合の薬物が血中から消失するかを示すものである．肝初回通過効果を受ける薬物では，肝クリアランスの低下により肝初回通過効果が減少し，バイオアベイラビリティが増大する．	肝抽出率が 0.7 以上の場合には，肝臓の薬物代謝速度は，肝血流量に依存し，タンパク結合率の影響を受けない．肝抽出率が 0.2 以下の場合には，肝臓の薬物代謝速度は，薬物代謝酵素の存在部位における薬物濃度に依存しており，これは血中遊離型薬物濃度に比例する．肝抽出率が低く，タンパク結合率の高い薬物（タンパク結合率 90％以上）では，タンパク結合率のわずかな減少によって肝臓における代謝が促進する．肝抽出率が低く，タンパク結合率の低い薬物（タンパク結合率 30％以下）では，タンパク結合率の変化によってあまり影響を受けない．

	定義・意味	使い方・例
腎障害時の用量	水溶性薬物は主として腎排泄により体外に除去されるため，腎機能障害の患者では薬物の腎クリアランスが低下する．したがって，主として腎から未変化で排泄される薬物を腎機能障害患者に投与する場合は，体内に薬物が蓄積しないように，投与量の補正が必要となる．	投与計画としては投与間隔を腎機能正常患者よりも長くするか，もしくは維持投与量を腎機能正常患者よりも減らすかのいずれかである． 腎障害時の日本人の GFR 推算式は，日本腎臓学会プロジェクト「日本人の GFR 推算式」より 2008 年に発表された． 〈日本人の GFR 推算式〉（成人の場合） GFR（男）$= 194 \times \mathrm{Scr}^{-1.094} \times \mathrm{age}^{-0.287}$ GFR（女）$= \mathrm{GFR}（男）\times 0.739$
高齢者	高齢者においては，加齢に伴い，脂肪組織の占める割合が上昇する．この傾向は女性で顕著にあらわれる．そのため，脂溶性に富む薬物の場合は加齢に伴い分布容積は著しく増大する．血中総タンパク濃度に変化はみられないが，アルブミン濃度は約 15～20％低下し，α1酸性糖タンパクは上昇する．肝臓における薬物代謝は低下する．腎臓における糸球体ろ過率，尿細管分泌能，尿細管再吸収は低下する．	高齢者の薬用量の目安としては，「50 歳から 1 歳を加えるごとに薬用量は 1％ずつ減少させ，60 歳では成人量の 10％減に，また 70 歳では 20％減に調節する」とされている．
小　児	WHO による分類では，小児は 15 歳以下，幼児は 6 歳以下，乳児は 1 歳以下，新生児は出生後 4 週以下，未熟児は体重 2,500 g 未満の低体重出生児とされている．分布容積は一般に新生児＞成人．体内水分量は未熟児では総体重の約 85％，新生児では総体重の約 75％である．タンパク結合は一般に新生児において薬物の血清タンパクとの結合率は青年や成人に比べ低い．血清アルブミン濃度は出生時には成人値のほぼ 80％前後，α1酸性糖タンパクでは 10％以下．代謝における差異を端的に表すことができない．新生児においては腎臓の機能の発達が不十分であり，新生児における糸球体ろ過速度は成人の 30～40％であるといわれている．	小児薬用量の算出には，年齢，体重，体表面積またはこれらを組み合わせたいくつかの数式や表が提案されている． ・Young 式： 　小児量＝年齢／（年齢＋12）×成人量 ・Augsberger-II 式： 　小児量（2 歳以上） 　＝（年齢×4＋20）／100×成人量 ・Clark 式： 　小児量（2 歳以上） 　＝体重（ポンド）／150×成人量 　＝体重（kg）／68×成人量 ・Crawford 式： 　小児量＝体表面積（m²）／1.73×成人量

	定義・意味	使い方・例
妊婦	妊娠中に，妊婦が何らかの疾患を患った場合，薬物を投与するかどうかは重要な問題である．妊娠中に投与された薬物は，母体を循環し，胎盤を通って胎児に移行する．そのため，利益と不利益を天秤にかけて判断しているのが現状である．妊婦へ投与された薬物が胎児および母体へ及ぼす影響は，薬自体の危険度と，使用した時期の危険度を考慮する必要がある．使用した時期の催奇性に対する危険度は妊娠3週末までは，残留性のある薬物を除いて安全である．妊娠4〜7週末は，絶対過敏期であり，最も薬の影響が懸念される時期である．妊娠8〜15週末は，胎児の薬物に対する感受性は次第に低下するが，なお注意が必要である．妊娠16週〜分娩まで薬物の投与による形態異常は形成されないが，早産や出産時の異常を引き起こすことがある．	オーストラリアでは，妊娠中の薬物使用に関するリスクの評価をABCDXの5段階で行っている．その評価方法は，患者の利益，不利益で記載されている．アメリカでは，段階表示を止め，利益・不利益を文章で表現することになった．
授乳婦	乳児はおよそ500〜700 mLもの母乳を1日に飲む．一般に乳児は代謝酵素欠損や，酵素活性が低く，薬物の感受性が高いことが知られている．そのため，母乳を継続的に摂取することにより，乳児の薬物血中濃度が高くなる場合もある．母乳へ移行する薬物を服用中に授乳を行う場合，母乳中薬物濃度（移行率）や経時的推移から，乳児の用量・血中濃度を推定し，乳児での作用を推測する必要がある．	弱塩基性薬物は，母乳へ移行しやすく濃縮されやすい．授乳婦に対して薬物を投与する際は，授乳を中止し人工乳を使用できないか，外用剤へ変更できないかを検討し，母乳中の薬物濃度が最高時の授乳を避ける．一般的に母乳中の薬物濃度は経口投与1〜3時間後に最高となるので，薬物投与前に搾乳しておくなどの対策を考える．

付録　医薬品情報 8：相互作用情報

	定義・意味	使い方・例
相互作用情報	相互作用は薬を併用することによって，薬の作用が増減したり，副作用が増強したり，新たな副作用が発現したり，元々の疾患が悪化するような場合をいう．相互作用には，薬と薬との間で起こる場合，薬と食べ物（飲み物）との間で起こる場合，薬が臨床検査に影響を及ぼすような場合の 3 つがある．相互作用の原因機序は，薬力学的な相互作用と体内動態的な相互作用に分けることができる．	
薬力学的な相互作用	薬力学的な相互作用とは，医薬品の作用が発現する部位（受容体や器官）での薬理作用の協力や拮抗反応によって引き起こされる相互作用をいう．実際に患者に起こってくる現象としては，目的とする作用の増強または減弱，副作用の増強（新たな副作用の発現を含む），原疾患の悪化があげられる．反対に相互作用を利用して作用増強をねらったり，副作用を防止する目的で併用する場合もある．	① 作用が発現する部位が同じ場合 〈作用増強〉 中枢神経抑制作用のある薬剤どうしの薬剤の併用など，作用を発現する部位が同じ場合，その作用は増強される．作用が増強される場合は，それを目的としてあえて併用する場合もある．例えば，激しい痛みで寝られない場合，鎮痛剤だけでなく，催眠剤も一緒に投与すると，相乗作用が得られることがある．しかし，増強されすぎてかえって副作用を引き起こすこともよくある． 〈作用減弱〉 からだの同じ部分にまったく反対の作用をもつ 2 種類の薬を一緒に投与する場合．この作用を利用して副作用軽減のために配合してあるような場合もある．また，受容体の取り合いによってもその薬の目的としていた作用が減弱されるような場合がある． 〈副作用増強〉 喘息で気管支拡張剤テオフィリンを服用している受験生が眠気覚ましにコーヒーをがぶ飲みするとする．カフェインの中枢刺激作用で目覚ましを目的としているはずが，テオフィリンにも中枢刺激作用があり，これが重なると，イライラなどの副作用として発現してくる． ② 異なる受容体を介する相互作用 〈作用増強〉 血糖降下剤の元々の作用の血糖低下作用に β 遮断剤自体の耐糖能低下作用が重なり，血糖のコントロール不良や低血糖からの回復遅延が起こる．

	定義・意味	使い方・例
薬の体内動態に影響を及ぼし合って起こる場合	薬の体内動態に影響を及ぼし合って起こる相互作用が最も一般的である．医薬品が体内に入ってから排泄されるまでに，併用された他の薬や一緒に食べた食物などがいろんな場面で影響を及ぼし，その薬の効果が増強されたり，減弱されたりする．	① 吸収に対する影響 薬は胃に入って腸へ移動しながら吸収される．薬が効果をあらわすには，まず消化液に溶けなければならない．つまり消化液の状態によって薬の溶け具合が変わったり，悪くなったりして，思ったように吸収されないことがある．薬を服用するときは水が一番よいというのはそれが理由である． ② 分布に対する影響 薬は，血液中のタンパクと結合するため，このタンパクとの相性が相互作用に大きく影響してくる．薬の作用を示すのは，タンパクと結合していない遊離している薬である．もし，タンパクと非常に相性のよい薬が併用されると，タンパクの取り合いになり，遊離している薬物の濃度が影響を受ける可能性がある． ③ 代謝に対する影響 薬の代謝は，おもに肝臓で行われる．肝臓には薬の代謝酵素があり，酵素によって薬は酸化されたり，還元されたり，加水分解されて無毒なものに変わっていく．そこでこの酵素を増やしたり活性化すると薬が速く代謝されて，薬の効果がなくなってしまう．反対に，酵素のはたらきがにぶるような影響が与えられると，薬がいつまでも力をもったまま身体の中に存在し，思わぬ副作用を引き起こすことになる．特に，同じ代謝酵素 P450 の分子種を使って代謝される薬どうしの併用については，競合したり，シメチジンやエリスロマイシン，アゾール系の抗真菌剤などは CYP3A4 に結合し，その力を阻害したり，リファンピシンなどの抗結核薬は，P450 を誘導し，併用される薬の代謝を促進することが知られている． ④ 排泄に対する影響 薬は最終的にはからだから排泄されるのだが，おもに腎臓で排泄される．腎臓からの排泄にはいろいろなしくみがあるが，排泄されるときにも薬どうしがどちらが先に出ていくかで争ったり，尿の pH が排泄のされ方に大きく影響することがある．
薬と食べ物の相互作用	食べ物や飲み物の場合は，ごく普通の量をバランスよく摂っている分には重大な相互作用が出る心配はほとんどない．ただ，飲み合わせ（食べ合わせ）の悪いものをある日大量に摂ってみたり，まったく食べなかったり，また，同じものばかり食べているなど，極端にバランスを欠いた摂り方をすると問題が起こってくる．	

	定義・意味	使い方・例
薬と臨床検査	医薬品の服用が検査値に影響を及ぼすことはよく経験する．検査値への影響には，直接に干渉する場合と間接的に干渉する場合がある．直接的に干渉する場合の例としては，生化学検査の化学反応に影響するものや輸液を施行中に採血して輸液の成分が血液に混じってしまう場合もある．間接的な干渉としては，医薬品の効果の発現によって生理機能が改善し，検査データが改善するものや，反対に副作用によって検査データが悪化する場合がある．	
過量，中毒情報	化学物質が体内に入って引き起こす有害作用．医薬品の場合，副作用とは紙一重であるが，相対的に過剰投与された場合をさす場合が多い． 中毒の原因物質は，多岐にわたっている．医薬品はもちろん，農薬，家庭用の化学物質（洗剤や，化粧品など），工業用の化学物質，動植物の毒など．環境汚染による慢性的な中毒もあるが，一般に急性中毒をさすことが多い．	

付録　医薬品情報 9：注意・副作用情報

	定義・意味	使い方・例
注意・禁忌	ある医薬品についてその使用を避けるべき疾患を禁忌症という．患者の原疾患，症状，合併症，既往歴，家族歴，体質などからみて投与すべきでない病態や生理的状況のことである． 慎重投与とは，患者の原疾患症状，合併症，既往症，家族歴，体質などからみて，他の患者よりも副作用による危険性が高いため，投与の可否の判断，用法・用量の決定などに特に注意が必要である場合，または，臨床検査の実施や患者に対する細かい観察などが必要とされる病態や生理的状況をいう．例えば，副作用が早く発現する，副作用の発現率が高い，より重篤な副作用があらわれる，非可逆性の副作用があらわれる，蓄積する結果副作用があらわれる，耐性が変化する場合などである．	禁忌は，その状態の患者には投与してはならない場合と解釈する．これらの情報は，おもに基本情報，特に薬理・毒性情報，体内動態情報などをよく理解すれば，自ずと推測できる事項であり，反対にいうと基本事項をいかによく理解しておかなければならないかということでもある．平成 9 年 4 月より，添付文書の記載要項が改正され，禁忌項目の記載方法，内容も改善された．
副作用	WHO の定義では，「疾病の予防，診断，治療，または生理機能を正常にする目的で医薬品を投与したとき，人体に通常使用される量によって発現する，有害かつ予期しない反応」とされている．日本では，一般に医薬品の投与によって起こる期待しない作用を副作用という．副作用は，薬自体の原因とその薬を投与される，患者側の要因，そして，適応上の要因が重なって起こってくると考えられる．症状と薬との因果関係を考える場合は，以下の副作用の因果関係を評価するチェック表（p.40）が参考となる．	

	定義・意味	使い方・例
薬本来の目的の作用が強くあらわれすぎて起こる場合	その薬の目的とする作用が過剰に発現して有害な作用となる場合がある.	原因は，患者が量を間違えたり，投与量を決めた時点から患者の状態が変わり薬が効きすぎた場合など，適応上の要因や患者側の要因が絡まって起こることが多い．この副作用は薬剤師が患者の薬識を確立することで避けることができる.
薬の本来の目的の作用が目的以外の組織や器官で発現する場合	その薬の目的とする作用が目的とする器官だけでなく，別の器官で発現する場合もある．例えば，受容体を介して作用する薬剤があるが，受容体は1つの器官だけにあるのではない．目的の器官以外にも分布している．すると目的の作用が別の器官で発現することになる．これが好ましい作用でない場合，それは副作用として発現する．また，その医薬品の作用が体内にある物質に作用して起こる場合，その物質のはたらきが1つではないことも多い．目的とする器官とはまったく別の作用を別の器官で行っていることもある．しかし，この種の副作用は，予想が可能であり，多くの場合避けることができる．禁忌でないかどうかのチェックは，最も大切であり，禁忌でない場合でも投与に際しては患者への説明を十分に行い，患者の反応（症状，検査データ）を綿密にチェックし，適切な対処をすることが大切である.	〈例1：緑内障に対する β ブロッカー点眼による喘息発作の誘発〉 緑内障に対する β ブロッカーの点眼剤で，喘息発作が誘発される場合である．β 受容体は1つの器官にだけにあるものではない．緑内障に対して，眼の毛様体筋の β_2 受容体を収縮させる目的で β ブロッカーの点眼剤を投与したにもかかわらず，吸収された β ブロッカーが気管支筋の β_2 受容体にも作用し，気管支を収縮させて喘息発作を誘発してしまうこともあるので十分な注意が必要である. 〈例2：NSAIDs による急性腎不全〉 NSAIDs は，プロスタグランジンの合成を阻害する．プロスタグランジンは局所ホルモンといわれているように，様々な作用をもっている．その1つが血管を拡張する作用である．腎臓では腎血管を拡張して血流を維持する重要なはたらきをしている．NSAIDs の投与でプロスタグランジンの合成が抑制されると，腎血管の拡張が維持できず腎血管が収縮する．すると，血流が減少し，腎血管障害が起こり，急性腎前性腎不全となる.

副作用の因果関係を評価するチェック表

副作用チェック項目	確　実	ほぼ確実	可能性有	疑い有
症状の出現に時間的因果関係が存在する	◎	◎	◎	◎
同様の副作用が該当薬剤で報告あり，または，同様の副作用が同類薬剤で報告あり	◎	◎	◎	
投与中止により症状が消失する	◎	◎		
臨床的症状のみでは説明できない	◎	◎		◎
再投与により再発する	◎			

	定義・意味	使い方・例
本来の目的以外の作用をもっている場合	その薬がもともとの目的以外の作用をもっている場合がある．しかし，これもずいぶん研究が進み，副作用を起こしにくい投与方法など，うまくつきあう方法が考えられている．	〈例1：副腎皮質ステロイドと副作用〉副腎皮質ステロイドは，通常抗炎症作用や，免疫抑制作用を目的として投与される．しかし，本来は，脂質代謝や糖代謝にもかかわっているため，ステロイド性肥満，ステロイド性糖尿病等，様々な副作用を発現することがある．〈例2：ヨード含有含嗽剤連用による甲状腺中毒症〉噴霧式ヨード（のどスプレー）を消毒のつもりで使用して，使いすぎによって甲状腺に蓄積し，一過性の甲状腺中毒になることがある．とくに妊婦は，「赤ちゃんに薬はよくないから，うがいなら」という思いこみで，風邪をひいたときにヨード製剤でうがいを毎日行って，胎児に甲状腺障害が発現するという場合もあるので注意が必要である．
アレルギーによって起こる場合	アレルギーによって副作用が発現する場合もある．体内に入った薬物が代謝され，活性代謝物となり体内の種々の臓器のタンパク質と共有結合をする．これが，抗原を獲得すると，抗原抗体反応が起こり，薬疹，肝炎，腎炎，白血球減少症，血小板減少症，溶血性貧血などといった多彩な副作用としてあらわれる．アレルギーの機序としてはⅠ，Ⅱ，Ⅲ，Ⅳ型反応がある．	Ⅰ型の例としてはアナフィラキシーショック，Ⅱ型の例としては顆粒球減少症，Ⅲ型の例としては血管炎，Ⅳ型の例としては接触性皮膚炎があげられる．
毒性によって起こる場合	アレルギーと同じく，体内に入った薬物が代謝され活性代謝物となり，酵素や膜のタンパク質と共有結合を行うとその機能が障害され細胞が懐死を起こす．また，体内の脂質を過酸化して細胞障害を起こしたり，核酸と結合して発がん性や変異原性をもつこともある．	
患者側の要因	① 年齢　② 性別　③ 体重，体格　④ 体質　⑤ 性格　⑥ 生活習慣　⑦ 食べ物，飲み物　⑧ 健康状態　⑨ 病気の状態　⑩ 基礎疾患　⑪ 遺伝的要因	
適応上の要因	① 服用時間　② 服用間隔　③ 服用量　④ 服用期間　⑤ 服用経路　⑥ 服用剤形　⑦ 併用薬	

付録　医薬品情報 10：管理情報

	定義・意味
薬価情報とその考え方	薬価基準とは，医療保険により使用できる医薬品の種類と価格を厚生労働大臣が定めたものである．これらは，社会保険，国民健康保険，各種共済制度などにより準用されており，医療保険制度に共通である．
規制情報とその考え方	医薬品は，薬理作用の種類や強さ，毒性の程度などから，製造，販売，使用など，その取り扱いに関し，法律（薬機法，麻薬及び向精神薬取締法，覚せい剤取締法）によって規制が行われている． このような取り扱いに注意を要する医薬品には，毒薬，劇薬，麻薬，向精神薬，覚せい剤，覚せい剤原料，習慣性医薬品，特例承認医薬品，処方箋医薬品がある． ・毒薬/劇薬： 　人または動物のからだに摂取・吸収され，または外用された場合有効量が致死量に近い，蓄積作用が強い，薬理作用が激しいなどのため，ヒトまたは動物の機能に危害を与え，またはそのおそれのある医薬品． ・麻薬： 　中枢神経に作用して精神機能に影響を及ぼす物質であって依存性があり，乱用された場合の有害性が強いとされるもの．アヘン，塩酸モルヒネ，リン酸コデイン，塩酸ペチジン，塩酸コカインなどが指定されている． ・向精神薬： 　中枢神経系に作用して精神機能に影響を及ぼす物質のうち，依存性があり，かつ乱用された場合の有害性が麻薬，覚せい剤よりも低いもの．バルビタールなどの睡眠薬，ジアゼパムなどの精神安定剤などが指定されている． ・覚せい剤： 　依存性があり，乱用された場合の有害性が強く，かつ強い覚せい作用を有するもの．フェニルアミノプロパン，フェニルメチルアミノプロパンおよびその塩類などが指定されている． ・覚せい剤原料： 　覚せい剤の製造原料．エフェドリン，メチルエフェドリンが指定されている． ・習慣性医薬品： 　薬機法の規定により習慣性があるものとして厚生労働大臣の指定する医薬品． ・特例承認医薬品： 　健康被害が甚大である，蔓延の可能性があるなど，緊急の対応が必要な場合（日本と同水準の承認制度をもった国で販売・使用されていること）に特例承認として，半期承認されることがある．新型インフルエンザの輸入ワクチンなどが対象となる． ・処方箋医薬品： 　正当な理由なく処方箋なしの販売は禁止．罰則あり．

医薬品情報の情報源

3.1　情報源を知らないことの悲劇

　医薬品情報を利用するには，その情報が具体的にどこに存在するかを知らなければならない．知らない情報源を利用することは不可能であるが，情報源の存在さえ知っていれば，それを利用することは不可能ではない．

　情報源を知らないことがどのような悲劇を生むのかを今世紀最大の薬害「エイズ」を例にとって考えてみたい．

　1981 年にアメリカの防疫センター（CDC）がその機関誌である MMWR（Morbidity and Mortality Weekly Report）において HIV 感染症について報告した．その翌年には，血液製剤による HIV 感染の危険性についての報告を行っている．それに基づき，アメリカでは血液製剤の安全性についての対策がとられた．アメリカで安全な加熱製剤が認可された年（1983 年）に，危険な非加熱製剤が大量に日本に輸入された．そして 1985 年に米国在住の同性愛者が日本人エイズ患者第 1 号と認定され，その後，1983 年時点ではエイズではないと否定された血友病 B の患者 2 名がエイズ患者として認定される．前述の MMWR では，1982 年 7 月号で 3 名の血友病のエイズ患者を報告し，血液製剤との関連を示唆している．ついで，1982 年 12 月号で 5 名の血友病エイズ患者を追加発表し，血液製剤によるエイズ感染は確実だと報告している．

　では，当時の情報をアメリカ以外の地域で入手することは難しかったのであろうか．医学系の世界最大のデータベース MEDLINE を使った文献検索を通じて検証してみる．

　MEDLINE で「AIDS」というキーワードを使用して文献を検索すると約 25 万件の文献がある．「血友病」では約 2 万 7 千件である．「AIDS」と「血友病」両方のキーワードをもつ文献は，約 1,800 件である．この中で，最も古い文献は上述の MMWR の 1982 年 12 月号であった（図 3-1）．書誌事項の中に「8306」という数字が表示されている．これは，1983 年の 6 月に MEDLINE に収録されたことを示している．つまり，1983 年 6 月以降であれば，世界中のどこからでも，この MMWR の文献を検索することは可能であったことになる．では，1983 年に日本で MEDLINE というデータベースを検索することは難しい環境であったのだろうか．名城大学薬学部医薬情報センターでは，1980 年からオンライン検索を行っており，1983 年 1 年間で 200 回ものオンライン検索を行っていた．つまり，MEDLINE という情報源の存在を認知した上でオンライン検索を使用し，最新の情報を入手していれば，薬害エイズの悲劇は防げていたかも

しれないのである.

　医薬品の情報源として，もし，添付文書しか知らなかったらどうなるであろうか．添付文書に記載されていることがすべてとなり，記載されていない情報は存在しないことになってしまう．しかし，もし手元にその情報源がなくてもその存在を知っていれば，「調べなくては」「もっと違う情報源で調べる必要がある」と考え，行動に移すこともできるのである.

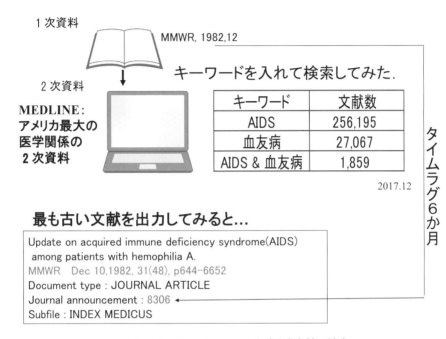

図 3-1　データベースでのエイズ関連文献の検索

　図 3-2 に示すように，情報は 0 次情報から 3 次情報に分類される．0 次情報とは，生情報であり，患者自身の訴えや検査データなどが含まれる．1 次情報とは研究者の研究内容を活字にしたものであり，一般的には雑誌論文や特許をさし，1 次情報が載った雑誌などを 1 次資料とよぶ．2 次情報とは，1 次情報を効率よく探し出すことができるように加工したものであり，2 次情報の収載されているものが 2 次資料である．かつては，抄録誌，索引誌などの 2 次資料を自力で検索していたが，現在では，電子化され，手軽に検索できるようになった．3 次情報とは，0 次から 2 次までの情報をもとにつくられた書籍などである．インターネットの普及とともに，0 次から 3 次情報，いずれも電子化が進み，複数の情報源を総合して提供している場合もあり，その境界は明確ではなくなってきている.

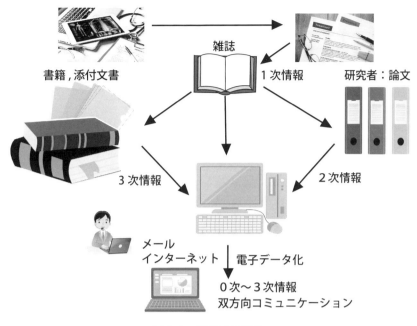

図 3-2　情報源の種類

3.2　1次資料　雑誌情報

　1次資料とは，オリジナルな情報を収載した原著論文をいう．原著論文を収録している雑誌の種類を表3-1に示した．雑誌の分類には様々な方法があるが，表3-1では雑誌をその発行母体，目的，収録内容で分類した．

　学・協会雑誌はその発行に中立性を保っており，掲載論文の審査制度をもち，評価した論文のみを掲載する場合が多い．審査制度とは，論文の掲載にあたって，複数の査読者が論文を読み（ピア・レビューという），目的や方法，結果の解釈などに誤りがないかなどを審査する制度である．したがって，雑誌論文の信頼性を評価する1つの規準となる．一方，商業誌は，スポンサーと編集者によってその内容に大きな差が出るため，ある程度のバイアスがかかっている場合もある．しかし，一般に総説などを掲載していることが多い．

　雑誌論文には，その形態にも様々な種類がある．表3-2は，資料形態とその説明である．

表 3-1　雑誌の発行母体，目的，内容による分類

分　　類		説　　明
発行母体	学・協会雑誌	学会や協会が発行するもので会員の研究論文を掲載する雑誌．論文の掲載には，審査制度（レフリー）があり，その厳しさに比例して雑誌としての権威も発生している．
	商業誌	専門家や研究者などからなる編集委員が編集する雑誌で，商業出版社が発行している．内容にはかなりの差がみられる．
目的	総合誌	特定の分野に限らず，総合的な情報を提供する．
	専門誌	専門領域に限った情報を提供する．
内容	原著雑誌	おもに原著論文を掲載する雑誌で，学・協会誌や研究所，大学などの紀要．
	総説誌	総説をおもに掲載する雑誌．
	レター誌・速報誌	研究が完成してから投稿し，それが論文に掲載されるまでには相当のタイムラグが生じるため，研究の結論だけを簡単にまとめて発表するレターを掲載する雑誌．
	学会予稿集，抄録集	学・協会の主催する学会，総会などの発表の資料をまとめて発行するもの．
	特許公報	特許をまとめて公開しているもの．

表 3-2　資料形態

分類		内　　容
原著論文		研究成果が論文形式で書かれ，その内容に新規性と独創性のある 1 次文献．
総説		ある分野についてすでに発表された多くの研究成果を概観し，その状況についてまとめたもの．
	網羅的総説	アニュアル．特定の分野について発表されたものをすべて収録し，定期的に刊行するもの．
	解説的総説	特定のテーマについて必要な文献をまとめて作者の意見を中心に体系的に解説したもの．
	メタアナリシス	複数の研究を元に系統的かつ定量的な方法でまとめたもの．
	論文的総説（総説論文）	自己の研究テーマについて，関連する文献とともにその成果をまとめたもの．
症例報告		作者の経験した治療や副作用の症例についてその詳細を検討したもの．
ガイドライン		臨床医の決断のもととなる結論を中心にまとめられたもの．
論説		雑誌の編集者が収載された論文や記事，事件などについてのコメントを述べたもの．
レター・速報		研究の結論だけを簡単にまとめて発表するもの．
学会抄録		学会で報告する内容について簡潔にまとめたもの．
特許		特許論文

3.3　2次資料　文献データベース

(1) 2次資料のしくみと主な文献データベース

　図 3-3 は 2 次資料のできるまでを図にしたものである．2 次資料を作成しているデータベース作成機関は，その主題に関する雑誌論文を集中的に収集し，キーワードや抄録などを作成する．索引作成者がキーワードを付与するときに重要なのがシソーラス（thesaurus）である．シソーラスとは，情報検索システムにおいて，索引と検索で使用するキーワードとなる用語を統制するための用語リストのことで，用語間の上位下位関係，同義語，関連語などを規定している．質のよいデータベースほど，すぐれたシソーラスをもっている．我々は，データベースにアクセスし，このシソーラスを参照しながら，必要な情報を入手することになる．

　臨床現場で汎用するおもな文献データベースを表 3-3 に示した．

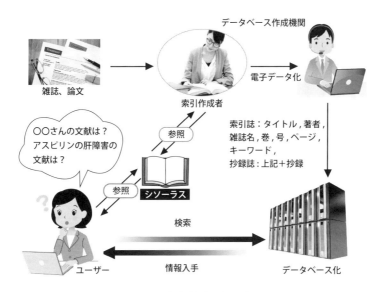

図 3-3　2次資料ができるまで

表 3-3　おもな文献データベース

データベース名	出版社・提供元	内　　容
MEDLINE（PubMed）	アメリカ国立医学図書館	アメリカ国立医学図書館が作成している世界最大の医学系文献データベースである．アメリカの文献を中心に世界中の医学，薬学関連の文献を収録している．無料．
EMBASE	Elsevier B. V.	ヨーロッパの文献を中心に世界中の医学，薬学関連文献を収録している EMBASE と MEDLINE を同時検索できるシステム．臨床から基礎までの広い分野の文献をカバーしている．特に医薬品の文献が豊富．MEDLINE と EMBASE の重複は約 50% 程度といわれている．有料．

表 3-3 （つづき）

データベース名	出版社・提供元	内　　　容
CAplus	CAS，化学情報協会	化学および周辺分野の文献を収録したデータベースで，世界最大の規模を誇る．現在，SciFinder として，CAplus のみならず，MEDLINE の情報も同時に検索可能としている．また，化学物質や反応のデータベースも利用可能で，CAS 登録番号を利用して，化学物質情報から関連文献，化学反応までを同時に検索できる．
Cochrane Library	コクラン共同計画	Cochrane Library のデータベースである CDSR（システマティックレビューのデータベース），DARE（総説，メタアナリシス論文のデータベース），CCTR（比較対照研究のデータベース）と ACP Journal club のデータベースの集合体．治療についての文献を調査する場合のファーストチョイス．
医中誌 Web	医学中央雑誌刊行会	1903 年（明治 36 年）創刊の日本語の医学系文献データベース．1983 年からインターネット上で検索可能．
JMEDPlus	科学技術振興機構	医学・科学文献データベース集合体．医学系文献データベース（JMEDPlus）は 1981 年から検索可能．
iyakuSearch	日本医薬情報センター	医薬品の有効性や安全性に関する文献情報．検索機能は豊富．医薬品に特化した文献データベース．学会演題情報，添付文書情報，規制措置情報のデータベースもある．今後臨床試験の登録も行い日本で行われている臨床試験が概観できる．
BIOSIS	BioScience Information Service	生命科学分野の包括的な情報源である．

(2) 文献データベースの検索

何らかの問題解決をはかろうとした場合，文献検索が基本となる．例えば，「今やろうとしていることはすでにだれかがやっていて，結論の出ていることではないか？」，「海外での実態はどうなんだろう？」，「このポイントについて，エビデンス収集のため網羅的に検索したい！」，「研究に行き詰まってしまった．突破口はないだろうか？」など，常に文献検索をするように心がけたい．

文献検索を行う場合，基本としては，主題の中に含まれる主要概念に該当するキーワードを論理演算子を用いて組み合わせ，目的とする 1 次資料を探索する．キーワードの組み合わせ条件は，論理積（AND），論理和（OR），論理差（NOT）で作成する．

このとき，後述する EBM で使われる質問定式化（PICO，PECO）の概念を利用すると，文献検索の整理に便利である．

・PICO（PECO）

Patient/Problem/Participant：患者，問題点，対象者

Intervention：介入，指標（Exposure：曝露）

Comparison：比較

Outcome：アウトカム

例えば，「妊婦の（妊娠中）インフルエンザワクチンによるインフルエンザの予防は，有効か」

についての情報を得たい場合，以下のような検索式をたてる．また，英語のデータベースを利用する場合は，使用するキーワードを英語に変換することになる．

　P：妊婦（妊娠中）が，［pregnancy］
　I：インフルエンザワクチンの接種をすることで，［influenza vaccination］
　C：接種しない場合と比べ，［-］
　O：インフルエンザ感染を予防できるか？［prevention］
となる．

　つまり，［pregnancy］and［influenza vaccination］and［prevention］というキーワードを利用することになる．ただし，この場合は，インフルエンザワクチンは予防であり，［prevention］をあえて使用する必要はない．

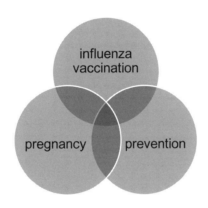

図 3-4　文献検索と検索キーワード

(3) MEDLINE の検索

　MEDLINE はアメリカ国立医学図書館が作成している医学，薬学関連のデータベースで，世界最大の規模を誇っている．MEDLINE はすぐれたシソーラスを有しており，そのキーワードを MeSH Term とよんでいる．この MEDLINE をインターネット上で簡単に利用でき，フルテキストジャーナルへのリンクや引用文献にアクセスできるように開発されたものが PubMed である．登録も不要で無料で提供されている．

　これらの言葉を図 3-5 のように，PubMed の初期画面で 2 つの言葉の間にスペースを入れて入力すると，両方のキーワードを含む文献が検索される．PubMed のすぐれた点は，システム上で入力された用語とシソーラスとの自動照合を行い，ユーザーは 3 語しか入力していないにもかかわらず，システムが MeSH 用語を自動的に追加して検索を行う点である．

例：妊婦の（妊娠中）インフルエンザワクチンによるインフルエンザの予防は、有効か？
　キーワード: pregnancy influenza vaccination

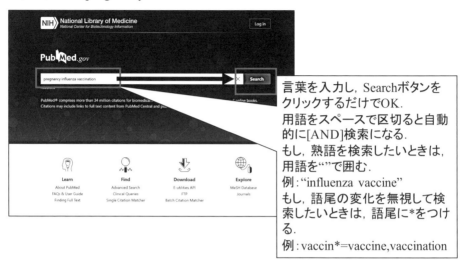

図 3-5　PubMed の検索（初期画面）

　図 3-6 に検索結果の表示画面を示した．まず，書誌事項が表示され，さらに詳細表示すると図
3-7 に示したように抄録を閲覧することができる．中には，無料のオンラインジャーナルとリン
クされているものもある．雑誌の購入者であればパスワードなどを入力することにより，オンラ
インジャーナルを閲覧できる場合が多い．

　さらに文献が多数あるような場合，図 3-8 に示したような filter 機能を利用することで効率よ
く目的とする文献を絞り込むことができる．特に，Article Types でランダム化比較試験やメタ
アナリシス文献を簡単に絞り込むことができるので便利である．

　図 3-9 は，MeSH Term の構造を示したものである．MeSH Term は樹状構造をもっており，
用語間の上下関係や同義語の関係が定義されている．したがって，上位概念の用語で下位概念を
含めた検索ができたり，優先される用語が決まっている．また，Subheading（副件名）が約 80
種類あり，MeSH Term と組み合わせて文献の主題を的確に表現している．Subheading には，
副作用（adverse effects）や血中濃度（blood）などの臨床上の問題を表現するものも多く，こ
れを利用することで目的とする文献を効率よく検索することも可能である．

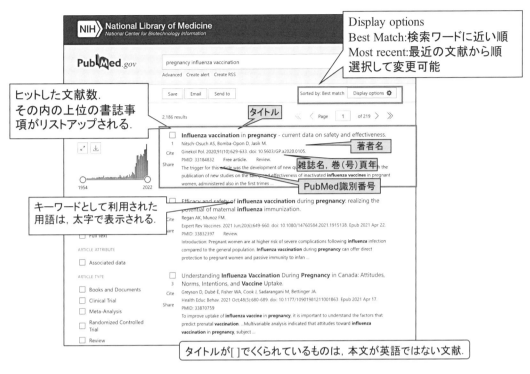

図 3-6　PubMed の検索結果表示

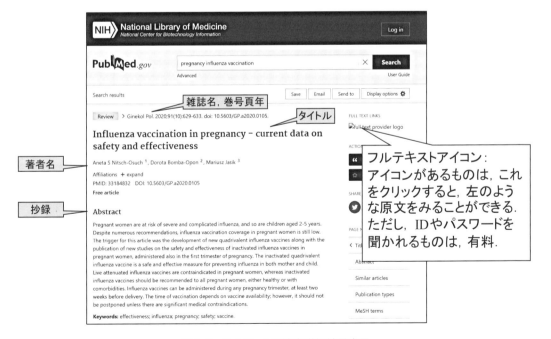

図 3-7　PubMed の検索詳細結果表示

※ doi（Digital Object Identifier）：インターネット上にある電子データに付与される国際的な識別子

52

検索結果を簡単に絞ることのできるフィルターバーが横に配置されている．これをクリックすることで簡単にフィルターをかけることが可能．

主なフィルターの種類は，以下の通り．

フィルターなので複数選択すると，どんどん絞られていく．Clear all で解除できる．

Article types:臨床試験，メタアナリシス，ガイドライン，RCT，総説，システマティックレビューなど

Text availability:抄録のあるもの，無料のフルテキスト，フルテキスト

Publication dates:最新の1年，5年，10年など

Additional filtersをクリックするとその他の絞り込みも可能（Species:ヒト，動物など，Language:英語，他など）

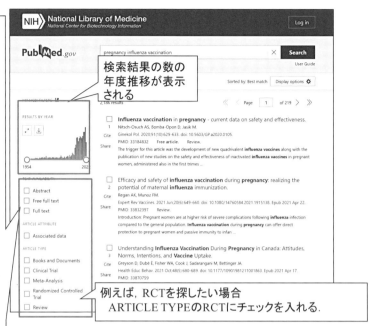

検索結果の数の年度推移が表示される

例えば，RCTを探したい場合
ARTICLE TYPEのRCTにチェックを入れる．

図 3-8　PubMed の検索補助機能

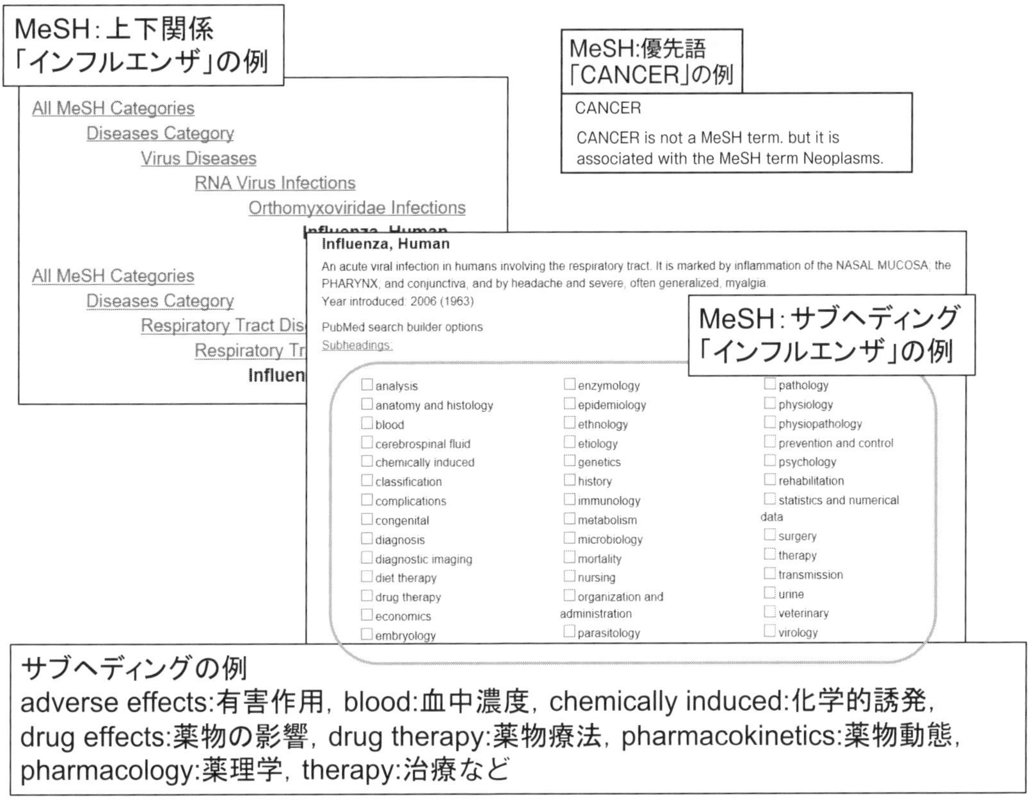

図 3-9　MeSH Term の構造と Subheadings の例

(4) Cochrane Library

Cochrane Collaboration（コクラン共同計画）が発行する文献のうち，最も重要な部分をなすのが Cochrane Database of Systematic Reviews（コクランレビュー）である．各レビューでは，特定の疾患（またはヘルスケア上の問題）に対する治療行為を取り上げ，ランダム化比較試験から得られた結果をシステマティック・レビューし，その治療行為の有効性を判断する材料を提供している．公開から1年を過ぎるとすべて無料公開される．図 3-10 に初期画面，図 3-11，図 3-12 に検索画面を示す．図 3-13 には，システマティック・レビューの結果の一例として，フォレストプロットを示す（詳細については，第5章を参照のこと）．

その他，他のメタアナリシスの情報や臨床試験の登録，経済的評価など，様々な情報が収録されている．

検索語を入力

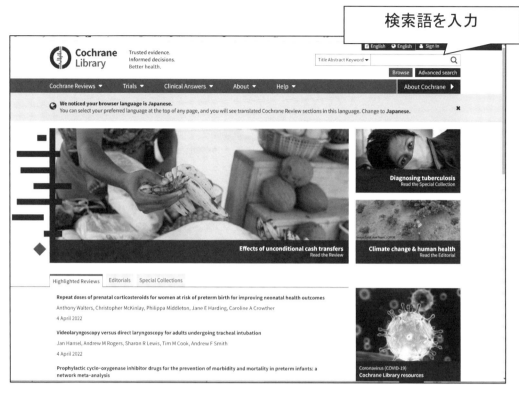

図 3-10　Cochrane Library　初期画面

他のデータベース
ごとに件数表示

ソート順の変更

タブ
Cochrane Reviews
の他に，レビュー
前のプロトコール，
臨床試験の登録な
ど種々の情報が閲
覧可能

該当するものがあれ
ば，タイトルをクリック
すると詳細表示

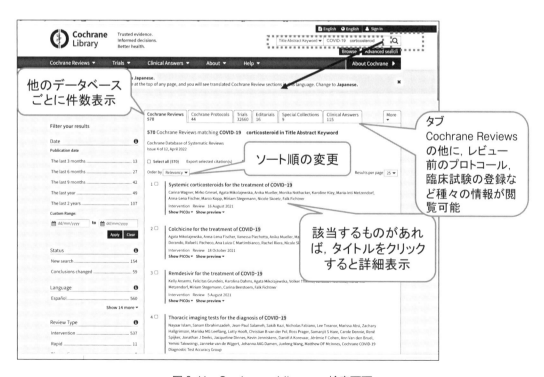

図 3-11　Cochrane Library　検索画面

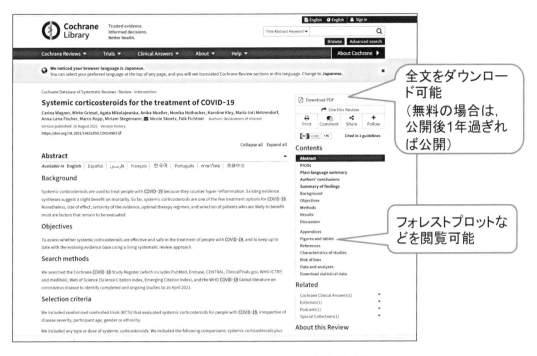

図 3-12　Cochrane Library 文献詳細画面

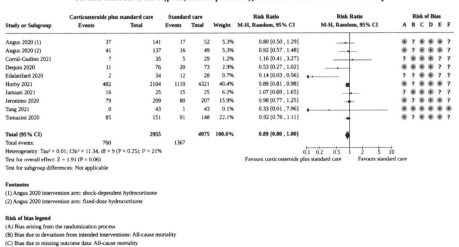

図 3-13　Cochrane Systematic Review の一部（フォレストプロット）

（5）その他のデータベース

表3-3にライフサイエンス分野のおもなデータベースを解説した。個々のデータベースの検索のしかたは，それぞれのデータベースのwebサイトで確認してほしい。

Column

世界で初めての研究？

　下図はおもな文献データベースを利用して，疾患名「SARS」と医薬品名「ASPIRIN」を例に検索した結果（文献数）を模式的に示したものである。文献数の違いによってそれぞれのデータベースの得手不得手を垣間みることができる。疾患名ではMEDLINEが圧倒的な文献数であるが，医薬品名ではEMBASEのほうが多い。この2つは医学系の2大データベースであるが，MEDLINEはアメリカ，EMBASEはヨーロッパを中心としたデータベースで，重なりは5割程度といわれている。日本のデータベースではJMEDPulsが最も大きいが有料である。規模は小さいが，薬に関してはiyakuSearchの文献数は多く，無料公開されている。また，Cochran Libraryはシステマティックレビューを中心としたエビデンスの質の高いデータベースであるが，その分網羅性は劣る。文献数最多を誇っているのはCAplusである。化学を中心とした世界で最大・最古のデータベースである。規模，対象雑誌，作成国，データベースの目的などをよく理解し，使いこなすことが必要である。医学系の文献検索でファーストチョイスのデータベースは確かにMEDLINEである。しかし，MEDLINEだけでは十分でないことを知っておく必要がある。

　また，将来，「日本で初めての」「世界で初めての」研究を手がけるかもしれない学生諸君！研究のはじめの一歩は，文献検索である。自分の手がける研究テーマが社会からどのように評価されているのか，まずは，文献検索，そして現状を把握することから研究は始まる。また，行き詰まったとき，新たな方向性を見出したいとき，文献検索をしてみることで，研究の立ち位置を確認し，変革への歩がかりをみつけることもある。文献データベースは，実は宝の山である。

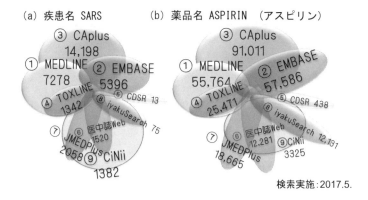

（a）疾患名 SARS　　（b）薬品名 ASPIRIN（アスピリン）

検索実施：2017.5.

図　データベースにも得手不得手がある！

3.4　3次資料　書籍

　3次資料としては，一般に書籍があげられる．医療分野でよく利用される書籍は，日本病院薬剤師会がwebサイトの中で病院に備えておくべき書籍として紹介しているので参考になる．
　表3-4におもな3次情報データベースをまとめた．書籍は最近では，冊子体としての出版ばかりでなく，電子媒体として出版されることも多い．電子出版されることで，冊子体とは違った利用方法が生まれることもある．
　また，3次資料の1つにガイドラインがある．治療や診断における指針を示したもので，近年では，学会を中心に，診断や治療のガイドラインが作成され，医療の質保証を行っている．例えば，治療ガイドラインであれば，その時点でのエビデンスをもとに，その疾患のその状態であればどのような治療を行うべきかの指針を示している．ガイドラインは，書籍としても発行され，次に紹介するインターネットのwebサイトでも閲覧可能となっているものが多い．

表3-4　おもな3次情報データベース

名　称	提供元	更新頻度	提供媒体	内　　　容
Up To Date®	Up To Date 社	年3回	インターネット	アメリカの臨床医学の学会が中心となり編集している電子教科書．診断・治療・予防などに関するトピックスについてその時点で得られるEBMに基づいた情報を提供している．4か月ごとに全内容の約30%が更新され，常に新しい臨床知識が入手可能なデータベース．
IBM Micro-medex	IBM	年4回	インターネット	医薬品情報のDRUGDEXと中毒情報のPOISIN-DEXを中心として関連のデータベースを豊富に収録している．臨床現場における問題に何らかの情報を提供できるシステムである．医薬品集などと違い，文献的根拠を明確にした記載になっているうえに，その記載を閲覧することで実際に行動がとれるだけの情報量がある．
日本医薬品集	じほう	年4回	CD-ROM	医療薬日本医薬品集，一般薬日本医薬品集，OTC医薬品事典，保険薬事典，薬効・薬価リスト，ジェネリック医薬品リスト，医療用医薬品識別ハンドブックのデータが検索可能．

3.5　インターネットより得られる情報

　現在では，インターネットのwebサイトより種々の情報が得られるようになった．表3-5におもな医薬品情報関連のwebサイトを示す．

表 3-5　おもな医薬品情報関連 web サイト

分　類	タイトル	内　容
web サイト	PMDA	医薬品添付文書，IF をはじめとして，医薬品の申請や，規制，安全性にかかる情報のおもな物は入手可能．薬剤師としては，基本的に把握しておかなければならない情報を地域，時間格差なく入手できるサイト．重篤副作用の対処マニュアル，副作用感染症報告制度の副作用事例，患者向けの情報なども入手可能．
薬価，後発品	薬価サーチ	薬価や後発品のリストを検索可能．
疾患・専門	Minds ガイドラインライブラリ	EBM 普及推進事業（通称 Minds）は，日本医療機能評価機構が実施する医療情報サービス．厚生労働科学研究費補助金の補助を受けて平成 14 年度から準備を開始し，平成 15 年度から試験的なサービスを開始した．現在は，ガイドラインの提供を目的に継続している．
疾患・一般	がん情報サービス	一般向け，医療従事者向けにがんの治療などについて詳細に解説．
	がん情報サイト	がんの最新治療情報や治療成績，臨床研究の情報，がんに用いられる標準治療薬や支持療法薬といった，がんに関する最新かつ包括的な情報を配信するサイト．
中毒	日本中毒情報センター JPIC 作成中毒情報検索データベース	「市民のための中毒の知識」では，一般家庭で起こりやすい中毒に関する情報を提供し，毒性情報の収集，中毒情報データベースの作成，中毒に関する調査研究，中毒事故に対する啓発などを行っている．
妊婦・授乳婦	LactMed	アメリカの国立医学図書館の提供している TOXNET に収録されているデータベース．無料で検索できる．乳汁移行に関する論文をまとめて検索できるシステム．PubMed にリンクしている．
	国立成育医療研究センター	授乳中に使用していい薬と悪い薬の代表例の表を公開している．
治験	治験等の情報について（厚生労働省）	わが国で実施されている医薬品および医療機器にかかわる治験を含む臨床研究の情報や，開発中の新薬情報について，公開しているサイトのリンク．臨床研究情報ポータルサイトは患者向けの臨床試験情報を提供している．
臨床検査	臨床検査関連情報（SRL）	臨床検査の基準値，異常を示す疾患などの情報が検索，閲覧可能．
	臨床検査関連情報（LSI メディエンス）	
健康食品・サプリメント	「健康食品」の安全性・有効性情報	国立健康栄養研究所の作成した，健康食品の素材の有効性・安全性のエビデンスを閲覧可能．
公共施設	厚生労働省	厚生労働省が出している医薬品や健康にかかわる情報はもちろんのこと，各種統計資料や法令などを検索，閲覧することができる．メールニュースあり．
公共施設	日本薬剤師会	日本薬剤師会では，一般向けおよび薬剤師向けの情報を提供している．
	FDA（United States Food and Drug Administration）	FDA はアメリカ国民に有効かつ安全に食品や医薬品を供給するために調査，審査あるいは検査などを行う行政機関である．FDA で許可している医薬品の検索や，メールニュースで副作用の情報を入手することが可能．
	CDC（Centers for Disease Control and Prevention）	CDC（アメリカ疾病防疫センター）が，1950 年から毎週発行している MMWR は，州または連邦政府から報告される感染症などの公衆衛生に関する疫学情報が掲載される．目次については海外の利用者に対してもメールで転送するサービスをしている．
	WHO（World Health Organization）	WHO（世界保健機関）は，国際医薬品モニタリング制度を制定し，世界 47 か国から集められた医薬品の副作用報告を，WHO Adverse Reactions Database ONLINE として提供している．

(1) PMDA web サイト（図 3-14）

　医薬品医療機器総合機構 web サイトでは，厚生労働省および PMDA から公開される情報を医療関係者や一般国民に提供している．

　このサイトから得られる情報は，基本的には，薬事制度に基づいて発生する情報である．関連する制度とそこから発生する情報については，2 章で述べた．

(2) その他の有用な web サイト

　表 3-5 には，ベースとして知っておきたい無料で利用できる web サイトを示した．web サイトは日々更新され，リニューアルされていく．何か調査をする際には，ベースとなる web サイトをもっておくと便利である．

(3) メールニュースなど

　生情報を得るには，学会や講演会などに参加したり，討論するのが早道である．しかし，コミュニケーションツールとして，ニュースグループやメールニュースも見逃すことはできない．1 つの職種だけでなく様々な職種がディスカッションをすることのできる良質のニュースグループは，非常に有用である．また，各種の医療関係団体からその団体の発行するニュースなどをニュースグループに配信するサービスもある．例えば，PMDA のプッシュメールである「メディナビ」に登録すると，重要な安全性情報が出ると同時にメールでその情報を入手できる．少なくとも医療従事者として，発生源からのプッシュメールは利用できる環境に身を置いておくことも重要である．アメリカの疾病感染防疫センターは，MMWR（Morbidity and Mortality Weekly Report）を発行するたびにその概要をメールで送信するサービスを行っている．FDA の MEDWATCH（副作用情報）の概要もメールで定期的に受信できる．

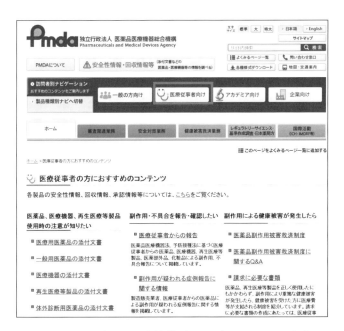

図 3-14　医薬品医療機器総合機構（PMDA）web サイト初期画面

3.6　0次情報（患者情報）

　患者の訴えや態度，そして検査データは生情報，つまり0次情報である．

(1) 患者の発する情報

1) 患者の主観的情報　—訴え—

　患者は訴えや態度，そして検査データで多様な情報を発信している．病態の移り変わり，薬の効き目，そしてもちろん，薬の副作用の情報も例外ではない．特に外来患者では，検査データを複数の医療スタッフが常時，厳重にフォローしている入院患者と違い，訴えや態度でしか情報を発することができない場合もある．この患者の訴えや態度の中には，ときに重大な副作用症状やその前兆が含まれている．しかし，患者の訴えは，医学用語で表現されることはまずない．少し具体的な例をみてみる．

【具体例その1：低血糖症状】

　患者の家族の訴え：「この頃，家のおじいさん，急にわけのわからないことをいったり，怒りっぽかったり，冷や汗をだして震えていたりすることがあるんです．呆けちゃったんじゃないかと心配で.」

　何らかの理由でからだが低血糖状態になると，それを挽回しろという刺激が，脳から副腎へ伝わる．副腎の髄質からはアドレナリンが分泌され，血液とともに体内に分布してゆく．α受容体またはβ受容体が優位な器官では，交感神経の興奮が起こり，機能亢進が始まる．まずは，不足している糖の動員をかけるべく，β受容体を介して，肝臓でのグリコーゲンの分解が促進され，ブドウ糖が遊離してくる．心臓はβ受容体を介し興奮し，機能が亢進してくる．まず，心拍数が増え，心臓の収縮力も増し，血圧を上げようとする．患者は，動悸や頻脈を感じる．医療用語では，心悸亢進である．動悸や頻脈は，不安感やイライラ感につながる．皮膚の血管では，α受容体優位なので，α受容体が興奮すると血管は収縮し，患者の顔色は蒼白になる．骨格筋では振戦，つまりふるえが起こる．汗腺も交感神経に支配されている．興奮したとき「手に汗を握る」のと同じ原理である．伝達物質はアセチルコリンだが，交感神経が興奮することで，発汗が増える．特に，ひたい，手のひら，脇の下などに冷や汗として感じる．全身の感覚としては，気分が悪い，脱力感を感じる．空腹感も感じる．空腹感を通りこして，飢餓感ともいわれる．これには，視床下部の摂食中枢が関与しており，摂食中枢は血中のグルコースやインスリン，遊離脂肪酸によって影響されると考えられている．特に遊離脂肪酸が増えると摂食中枢が興奮し，飢餓感が発生するといわれている．脂肪組織はβ受容体が優位で，トリグリセリドの分解が起こり，脂肪酸を遊離する．つまり，飢餓感がつのることになる．
　また，グルコースの不足が続くと，しだいに中枢神経系が機能低下に陥る．あらわれ

てくる症状としては，頭痛，軽度の言語障害，意識混濁，傾眠，失神，ひどくなるとけいれん，昏睡に陥ることもある．患者が訴える症状としては，頭が痛い，わけのわからないことをいう，ろれつが回らない，ボーッとしている，ウトウトしている，目の前が真っ暗になって倒れそうになる，意識がなくなるといった具合である．低血糖性昏睡，場合によっては命とりになりかねない副作用である．ただし，これらすべての症状がすべての患者に起こるわけではない．人によって，あらわれる症状は違う．

【具体例その 2 : パーキンソニズム】

　　ある薬局薬剤師さんに聞いた話である．
　　かかりつけの年配の患者さんが薬局に入ってきた．どうも歩きにくそうにしている．
「こんにちは，今日はどうされたの？」と尋ねると，
「お薬がほしいんですよ」といって，処方箋をだした．どうも以前のような元気がない．
　　処方箋をみるとシサプリドの処方である．薬歴をみたが，足の障害になるようなことは記載されていない．
「歩きにくそうだけどどうしたの？」
「もう，年だから，足にもガタがきたんじゃろ」
「いつから？」
「ここ 2 ヶ月ばかりかな．歩きにくくて手もちょっとふるえるし．中風だな，これは」
　　これは，どうもおかしい．シサプリドによる錐体外路障害の可能性が高いな．
「先生は知ってる？歩きにくいこと」
「いんや」
「どうして？みたらわかるでしょ？」
「先生，わしが入って行くまで，前の人の病気のことをカルテに書いとるもんで，わしが座ってからしかこっちむかん．お腹みてくれたら，じゃ薬だしときますといって，今度はわしのカルテになんや書いとるから」
「……」
　　これは，先生に報告しなければ．
「○○さん，先生とお薬のことで相談してみるわ．ちょっとそこに座ってまってて」

【具体例その 3 : 患者と医療従事者の感受性は違う？】

　　医療従事者と患者で，「困っていること」の認識が違うことはよく知られている．例えば，降圧剤によるコンプライアンスと副作用の調査結果の報告の中で，降圧剤による日常的にみられる副作用で医師があげたのは ACE 阻害剤による「空咳」や β ブロッカーによる「めまい」だったのに対し，患者はすべての薬剤において「頻尿」が第 1 位だったというものである．

62

医薬品の作用があらわれる場合，副作用があらわれる場合，患者は様々な訴えをするはずである．言葉だけとは限らない．からだの動き，表情，ちょっとしたしぐさ．それは，我々医療従事者がもしかしたらまったく気にとめていないことかもしれない．それぐらい大丈夫だろうと思っていることが，患者には非常に大きな問題になっているかもしれないのである．それを敏感にキャッチするアンテナと，その訴えの発生する原因を常に考える癖をつけることが必要である．

2）患者の客観的情報 ―臨床検査，各種データ―

　患者の発信する客観的情報には，臨床検査データや血中濃度などのデータがある．これらのデータは，単なる「データ」としてとらえるのではなく，からだのしくみやはたらきに何らかの変化が起こったために発生してくる「情報」ととらえたいものである．したがって，臨床検査値や血中濃度の異常が起こる機序を副作用や相互作用と同様に考える必要がある．つまり，それは生理学や病理学の理解に他ならない．例えば，AST，ALT上昇＝肝機能異常ととらえるのではなく，AST，ALT はどうして上昇するのかを考えてみたい．また，血中濃度のデータがどのような意味をもっているかを知ることも大切である．出たデータから何を考えることができるのか，その基本的なことがわかっていなければならない．

3.7　患者情報を効率よく利用するために

(1) 手段としてのPOS

　POS（問題志向システム）とは，患者のもっている医療上の問題に焦点を合わせ，その問題をもつ患者に対し最高の対応を目指して努力する一定の作業システムをいう．問題とは，患者をケアする医療従事者がそれぞれの専門的立場からみて患者が抱えている健康問題のことをいう．POS は，その問題を解決するために医療従事者が患者側にたって解決していくためのシステムである．POS のプロセスを以下に示す．

① 患者情報の収集：患者情報の情報をカルテ，薬歴，患者の話から収集する．
② 問題の明確化と問題のリスト化：①の情報から患者の現在の状況を評価し，問題点（プロブレム）を明確化してリストアップする．
③ 計画の立案：問題点ごとに，問題を解決するためのプランを立てる．
④ 計画の実行：計画に沿って，実行する．
⑤ 経過記録：実行した結果を SOAP を使って記録する．中間や，退院時に要約の記録を付ける場合もある．
⑥ 監査，オーディット：問題が解決したか否か，評価をして，また，①へと繋げる．
　④の経過記録の記載方法として，SOAP と Focus Charting がある．それぞれの詳細については，良書が多数でているので参考にしていただきたいが，ここで簡単に紹介しておく．

　SOAP は，POS の記録方法として長い歴史がある．SOAP について概略を以下に示す．
・SOAP
　S：subjective data（主観的情報）
　　患者が直接訴える自覚症状を含めて，その問題に関する主観的情報のこと．患者が感じている苦痛，訴え，意見，感想などが含まれ，なるべく患者がいったとおりに記載する．家族が代弁する場合も主観的情報となるが，そのときはだれが代わって話したか，患者との関係を記載する．
　O：objective data（客観的情報）
　　患者が述べた S（主観的情報）や問題に関連のある客観的情報のこと．医療関係者が直接観察した変化，症状，行動，検査データ，測定値，身体検査所見など．処方内容も O として記載する．さらに，これまで行われたケア・治療を記入する．
　A：assessment（評価）
　　その問題の観点から，S と O に記述された新しいデータがもつ意味を分析し，評価した内容のこと．あげている問題が改善されたか，悪化しているか，変化がないかなどを検討し，それに基づいてどのような方向にケアを進めるかを考察して記載する．
　P：plan, planning（計画）
　　A（評価）において検討された内容について，どのように対応するかの計画のこと．観察計画（Op），ケア計画（Cp），教育・指導計画（Ep）の 3 要素に分けて記載する場合もある．しかし，初期計画で立案されている場合は，経過記録のプランには，前の計画を修正するのか，中止するのか，あるいは継続するのかを記載し，まとめて記載しても支障はない．

　SOAP ではどこに記載すべきか迷う場合や，問題点が明確化しにくいなどと感じる場合は，Focus Charting® が記載しやすいかもしれない．SOAP と違い，取り上げた問題点（focus）に関する主観的情報も客観的情報も data として記載し，そのデータに基づいてとった行動やこれから行おうとするケアを action または intervention として記載する．その結果起きた患者の反応や病態の変化などを response として記載するのである．薬剤師の行ったケアに対する結果が明記されることになり，薬剤師業務を評価する上でも評価しやすい記録といえる．
　いずれにしても，SOAP でいう problem，Focus Charting® でいう focus を的確にピックアップできなければ意味がない．その基本は，患者のデータベースである薬歴をいかに的確で機能的なものとするかと，薬のデータベースをいかに充実させるかにかかっている．薬のデータベースとは既存のデータベースを意味するものではなく，個々の薬剤師に蓄積された薬に対する知識ベースといえるだろう．決してすべて暗記しろといっているわけではなく，本書で述べてきた薬の本質的情報の理解や情報源の理解などの医薬情報に対する考え方や取り組みが基盤になると考える．

(2) 媒体
　図 3-15 は，薬局において，患者と薬剤師でやりとりされる情報と媒体を図式化したものである．

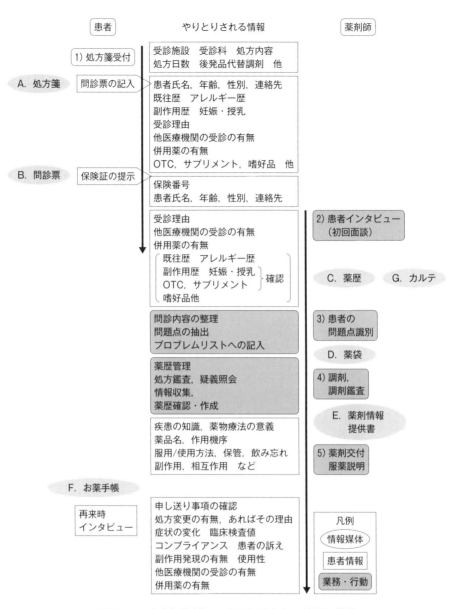

図 3-15　患者と薬剤師でやりとりされる情報と媒体

A. 処方箋

表 3-6 に処方箋から得られる情報を示した.

表 3-6　処方箋から得られる情報

保険番号	→	生活形態：会社員か自営業者かなど 身体的, 社会的障害があるかどうか
保険番号変更	→	生活環境の変化
受診科	→	疾患の系統
年齢, 性別	→	用量や薬剤選択の適正性の基準
処方薬	→	疾患, 合併症の類推
用量の増加	→	病状の悪化, 効果不十分
用量の減量	→	症状の改善, 過剰な効果
処方薬の変更	→	病態の変化, あるいは効果不十分
処方薬の追加	→	病状の悪化, 効果不十分, 合併症の発症
処方薬の削除	→	症状の改善, 合併症の治癒
投薬日数の延長	→	症状の安定化
投薬日数の短縮	→	症状変化の観察, 症状が不安定
後発品代替可	→	後発品への代替の可否

B. 問診票

　来局時には, まず, 患者のプロフィールを把握するために, 患者に問診票を記入してもらうことが一般的である. この情報は, 今後の患者の薬物療法にかかわる際に貴重な情報源となる. この情報は非常に個人的なものであり, 心理的な抵抗も強い. また, 病院受診時に院内で記載している事項であるため, 二度手間になるという事由から, 必要な情報まで記載してもらうのは難しい. そのため, 問診票記載の意義を十分に説明し, 記載してもらう必要がある. 処方箋と問診票をもとに行う患者インタビューは, 薬物療法の出発点となる. 今後, 薬物療法を行ってゆく際に必要な患者情報を問診票の記載事項と照らし合わせ, 患者に確認しながら, 記載内容が不十分である場合には, インタビューを行う. 患者と直に話すことによって, 表情や声, 動作などの確認ができ, 処方箋や問診票にあらわれてこない情報が得られることもある.

　初回インタビューで入手する情報の例を表 3-7 に示す. この中で, 受診・来局理由や患者の病識, 薬識は, 処方箋にも問診票にも記載されているものではないので, インタビューによって確認する. 特に, 保険薬局の場合は, 病名がわからない場合も多く, 受診理由をインタビューすることは大きな情報源となる. また, 病気に対する不安, 薬に対する不安や不満をもっている場合もあり, コミュニケーションをとって患者の言葉で情報を得られるようにする.

　再来時は, 服用薬剤の有効性や安全性の評価を行うために必要な情報もインタビューで入手する. 特に, アドヒアランスや自覚症状の変化, 副作用と思われるような自覚症状には注意を要する. このあたりの情報は, 薬剤師の聞く姿勢が患者に伝わらないと患者から話してくれることはよほどでないと少ない. 臨床検査を実施した場合は, そのデータは, 許可を得てコピーし, 薬歴に保存する. 薬の使用性については, 特に, 高齢者などでは QOL にも影響するので注意する.

表 3-7 初回インタビューおよび再来時に得る情報

年齢	小児，高齢者に関しては，薬物の用量に注意が必要となる．
受診，来局理由 （病識確認）	標準的な治療方法と，患者の病気の認識や症状，経過の確認をすることで，個々の患者の問題点を洗い出し，治療，ケア計画の立案が可能となる．
薬識確認	薬に対する認識や不安をもっていないか．薬識の確認は，薬物療法が成功するかどうかにかかわる重要項目．
アレルギー歴	患者の中には，特定の薬剤に対しアレルギー反応を生じる人がいる．卵や牛乳に対してアレルギーをもっている患者に対しては禁忌となる薬剤がある．
副作用歴	以前に生じた副作用は，原因となった薬剤およびそれに類似した薬剤の投与で，再び副作用が生じる危険性がある．そのリスクの防止が必要．
既往歴・合併症	今までに罹患した疾患や合併症に対し，薬剤の投与が影響する場合がある．
他医療機関受診	他医療機関の受診：重複投与，薬物相互作用の確認が必要．
OTC・サプリメント	相互作用の発現や副作用の隠蔽の可能性もあり，確認が必要．
嗜好品 その他	薬剤によっては，職業や食事時間，睡眠時間の把握も必要な場合がある．

C. 薬歴

薬歴とは，患者と薬剤の情報を管理するデータベースである．薬歴管理とは，患者ごとに薬剤服用歴（薬歴）を作成し，患者が薬物療法を適正に受けることができるようにするための薬剤師としての基本業務となる．

薬局では比較的以前からレセプト処理のためのコンピュータ導入は進んでいた．そのレセプト処理のコンピュータ，いわゆるレセコンの付属アイテムとして，相互作用のチェックや情報提供パンフレットの打ち出しといった機能が付加されてきたが，近年では，薬歴として独自のシステムも利用されている．薬歴は，患者のケアに必須のデータベースとしての位置づけのみならず，薬剤師の業務の質保証および可視化の手段としても重要である．薬歴がいかに電子化されても，そこに入力される情報は薬剤師が患者からいかに収集し，考察し，計画し，実行したか，つまり患者ケアにどのようにかかわったかのエビデンスである．記入されない情報からは何も生まれない．患者のアウトカムを意識して，薬剤師が業務を行った記録を残すとともに，患者のアウトカムの変化を記録することが重要である．また，薬歴は薬剤疫学のデータベースとしても十分に利用可能である．薬剤疫学は，個の情報を一般に利用できる情報に発展させるための大きな手段であり，新たな情報の創造となる．

D. 薬袋

薬袋も患者に情報を伝える大きな媒体である．薬袋への記載事項は法律（薬剤師法施行規則第14条）で規定されている．

E. 薬剤情報提供書

薬歴管理を行い，薬剤情報提供書（もしくはお薬手帳など）で情報提供を行う必要がある．薬剤情報提供書に記載される内容は以下のようなものである．

　・薬剤の名称（一般名処方の場合においては，現に調剤した薬剤の名称），形状（色・剤形等）

　・用法・用量，効能・効果

　・副作用および相互作用

　・服用または保管取扱い上の注意事項

　・保険薬局の名称，情報提供を行った保険薬剤師の氏名，連絡先など

F.　お薬手帳

　お薬手帳はその手帳の中に具備すべき項目の欄が入っていればどのような手帳でも構わない．老人健康法に規定する健康手帳を用いることもできる．お薬手帳に記載する内容は以下のようなものである．

　・調剤日

　・薬剤の名称

　・用法・用量

　・服用に際して注意すべき事項（相互作用や，重大な副作用または有害事象などを防止するために，特に患者が服用時や日常生活上注意すべきことで，投薬された薬剤や病態に応じて，服用患者ごとに異なるもの）

　・手帳に初めて記載する保険薬局の場合には，保険薬局の名称，保険薬局または保険薬局薬剤師の連絡先などを記載する

G.　カルテ

　患者の背景から診療の経過を記録するものである．現在，病院や診療所においては，電子カルテの採用が多い．電子カルテには患者の基本情報が入力されている部分と，日常の診療の記録，看護師や薬剤師の記録も一緒になっているものなど，施設の考え方によって形式が異なる．カルテは本来，1人の患者のデータを医療従事者で共有し，問題点の把握とお互いの職能発揮を評価し，監査しあう場である．そしてチームの隙間から水が漏れないようにするのである．したがって，薬剤師もチーム医療の一員としてその職能を発揮するには，カルテにその記録を記載する体制が必要である．

(3) 患者の問題点の抽出とファーマシューティカルケアプラン

　患者の問題，すなわちプロブレムとは，人間が生命・健康・安寧を維持し自己のもてる力を十分に生かしてよりよく生きるのに必要な機能（身体的・精神的・社会的）の低下をもたらすような事柄である．すなわち，人間の健康のために望ましい，あるべき状態（期待される結果）と現実の状態との隔たりのことである．

　患者インタビューおよび各種媒体を通じて得られる情報をもとに，患者のプロブレムを識別して，解決をはからなければならない．

　プロブレムを識別するための手段として，アメリカの薬学教育で使用していたプロブレム識別シートを日本の現状に合わせアレンジしたものが図3-16である．基本的に薬剤師が確認すべきプロブレムをタイプごとにまとめて記載したものである．

プロブレム識別シート					
1. 問題がある(有)　　2. 判断にはさらなる情報が必要(?)　　3. 問題はなく、介入の必要は無い(無)					
プロブレム のタイプ		初期評価	プロブレム の有無	プロブレムの有無を判断する 上での自分たちの 疑問点・不明点	薬剤師が介入すべきプロブ レムを識別し、誰にでもわか るプロブレム名と通し番号を 付与
不適切な徴候	追加治療の必要性	未治療の症状があるか？ それは薬物治療の必要があるか？	有・?・無		
		症状の改善がなく、薬剤変更もしくは追加投与が必要か？	有・?・無		
		予防投与や前投与などをすべきリスクを持っていないか？ リスク状態にないか？	有・?・無		
	不必要な薬物治療	適応のない薬剤が使用されていないか？	有・?・無		
		習慣や依存などにより不必要な量を服用していないか？	有・?・無		
		薬物療法が最適か？ 非薬物療法の方が選択されるべきではないか？	有・?・無		
		同様の効果を持つ薬剤が投与されていないか？	有・?・無		
		不必要と考えられる薬剤を服用していないか？(漫然とした長期投与、副作用の予防薬、既に無い症状に対する薬など)	有・?・無		
		持ち込み薬剤(他院からの薬剤)があるか？ 識別はされているか？	有・?・無		
適正な薬剤選択		選択された薬剤の有効性は明らかか？コンセンサスの得られたガイドラインで推奨されている薬剤か？	有・?・無		
		選択された薬剤(主薬、添加剤)にアレルギーの既往はないか？	有・?・無		
		選択された薬剤は、この患者のその他の背景(禁忌、慎重投与、高齢者、小児、妊婦授乳婦など)に対して配慮されているか？	有・?・無		
処方計画		処方薬の用量と投与間隔は適切か？(通常量か患者にあわせて調節されたものか？ 多すぎないか？ 少なすぎないか？) 肝機能:(AST:　　　ALT:　　)、腎機能:(SCr:　　Ccr:　　) 年齢:高齢・超高齢・小児・幼児・乳児	有・?・無		
		頓用使用があるか、それは、適切か？	有・?・無		
		投与経路、剤形は、効果的で安全で、便利で、患者にあっているか？	有・?・無		
		投与スケジュールが複雑で間違いやすくないか？	有・?・無		
		投与期間は、適切か？	有・?・無		
モニタリング		薬物療法の有効性のモニタリングがなされているか？ 必要か？	有・?・無		
		薬物療法の安全性のモニタリングがなされているか？ 必要か？ (警告などがある、特に重篤な副作用が多い、死亡例があるなど)	有・?・無		
副作用イベント		薬によると考えられる症状があるか？ 薬によると考えられるか？ (時間的因果関係を確認)	有・?・無		
相互作用 (薬−薬、 薬−栄養、 薬−検査)		薬−薬相互作用はあるか？ それは臨床的に問題になることか？	有・?・無		
		薬と食事との相互作用はないか？ それは臨床的に問題になることか？	有・?・無		
		薬が臨床検査値に干渉することはないか？ それは臨床的に問題になることか？	有・?・無		
嗜好品、健康食品など		酒？ たばこ？ コーヒー？ その他(　　　　　　　　　)	有・?・無		
		OTC、健康食品、サプリメントなど？(　　　　　　　　　)	有・?・無		
コンプライアンスなど		患者は、医療過誤の経験やノンコンプライアンスがあるか？	有・?・無		
経済上の問題		選ばれた薬剤は [先発品 / 後発品]か？ その選択は患者にとって、メリットがあるか？	有・?・無		
薬識、病識		患者の病識は十分か？ 病識不足が悪影響を及ぼしていないか？	有・?・無		
		患者の薬識:有効性の面での薬識は十分か？	有・?・無		
		患者の薬識:安全性の面での薬識は十分か？	有・?・無		
		患者の薬識:服用の仕方などの薬識は十分か？	有・?・無		
		家族への情報提供が必要か？	有・?・無		
		薬剤情報提供書やお薬手帳を利用しているか？	有・?・無		
その他					

3

図 3-16　プロブレム識別シート

　識別したプロブレムは，解決しなければ意味がない．そこで，それぞれの問題点ごとにどのように評価して，何を目標にどう解決するかをファーマシューティカルケアプランとして記載するとわかりやすい．図3-17は，ファーマシューティカルケアプランの例である．これもアメリカの薬学教育の中で利用していたものをアレンジした．

#	優先性	プロブレム		現在の状況／アセスメント	ゴール／目標値	介入方法(処方変更、追加、中止、モニタリング／パラメータなど)	フォローアップ時期、頻度など
		患者の症状/疾患	薬物療法に関連するプロブレム				
1				S: O: A:			
2							
3							
4							4-1

図 3-17　ファーマシューティカルケアプラン

（a）現在の状況／アセスメント：プロブレムの現在の状況とその評価を簡単に記載する．この現状のアセスメントはとても重要で，現状認識ができていなければ，改善しているのかどうかの判断ができない．

（b）ゴール／目標値：プロブレム識別シートでピックアップされたプロブレムごとに，その問題の解決点（ゴール）や目標値（臨床検査値などを含む）を記載する．患者の行動変容がゴールである場合は，患者が行動できるように「〜ができる」と表現する．患者の行動を言葉で表現すると，評価しやすい．

（c）介入方法（処方変更，追加，中止，モニタリング／パラメータなど）：どのような介入を行うのか，具体的に記載．モニタリングなどの場合は，注目すべきパラメータ（検査値や症状など）も具体的に記載する．

（d）フォローアッププラン（チェック頻度など）：どのくらいの頻度でチェックするのか，このプロブレムの解決までのフォローアップの頻度などを記載．

　ファーマシューティカルケアプランとは収集されたデータから明らかになった患者の問題とその問題を解決するための情報を列挙したものである．ファーマシューティカルケアプランは，記録の目次の役割も果たし，これを一見すれば患者の解決すべき問題が明らかになり，症状の経過に応じて問題に基づいた計画・実施・結果の評価を展開し，追加，修正を行うことができる．また，ファーマシューティカルケアプランに患者の問題点や解決の目標，介入方法が整理して掲げられていれば，一見してその患者が抱えている問題を広く総合的に把握することができ，ケアの実践をスムーズに遂行することができる．さらに，薬剤管理指導の計画や実施が，その患者に適切かつ効率的に問題解決に役立つかどうか評価することができる．その評価に基づいて，その後の指導計画を改善することができ，同様の問題をもつ患者の参考にすることができる．これらの

積み重ねが，薬剤管理指導の発展につながる．医師は患者の疾患を診断し記録することによって，治療の方針などを医療スタッフに知らせている．同様に薬剤師も，その患者に薬剤管理が必要である理由を明示し，医療スタッフに知らせておくべきである．このようにすることで，医療スタッフが協力して，共通の認識をもって患者を援助することができる．

　計画は，ただ立てればよいわけでなく，患者をどのように変化させるか，プロブレムごとに「ゴール」とそれを解決するための「メソッド」を考え立案することが重要である．

(4) 薬剤師間の連携

　患者は，薬物療法を受ける中で，様々な立場の薬剤師と接する．入院中は病院薬剤師，退院して外来通院中は薬局薬剤師，在宅での治療を受けることになれば，薬剤師の在宅訪問を受けることもあるだろう．今後は，患者を中心としてこれらの立場の違う薬剤師の連携も求められる．

　例えば，患者は病院で様々な質問を受け，薬局へ行っても同様の質問を受けることになり，煩わしく感じることも日常的に起こっている．しかし薬局では，病院からの情報がまったくない場合，患者から情報を引き出さなければ話しがはじまらない．在宅訪問にしても同様である．また，同じ薬についての説明が病院と薬局で異なり患者が困惑する場合や，入院中に経験した薬のアレルギーについて患者の認識が少なく，転院先で同様の副作用被害を受けるといったことも実際に起こっている．これを回避するためには，その患者にかかわる医療従事者間での情報の共有化が円滑になされ，その上でプライバシーが十分考慮されなければならない．

　最も有効な解決方法は，カルテや薬歴の共有化である．患者と医療従事者がカルテや薬歴などの媒体を通して情報を共有しあうというのが理想である．インフォームド・コンセントやプライバシーに関する問題をクリアした上で，様々な試みが始まっている．さらに簡単で実現可能なシステムとしては，退院や転院時の「薬剤サマリー」があげられる．医師や看護師が，退院・転院時にカルテに入院中の状態だけではなく，その際にとられた処置や注意点をまとめたサマリーを記載することは一般的に行われていることである．「薬剤サマリー」はその薬剤版である．患者が退院するときは，退院後薬を受け取る薬局薬剤師へ，転院するときは転院先の病院薬剤師へ，その患者の入院中の薬物療法と注意事項などを要約して「薬剤サマリー」として渡すというものである．一方で，「お薬手帳」の活用も必要である．お薬手帳は言い換えれば患者用薬歴であり，これを情報共有の媒体としてさらに生かしてゆかなければならない．

3.8　情報源へのアクセス

(1) 人からの情報取得および提供

　「インタビューをする」，「質問を受ける」，「容態を観察する」，「訴えを聞く」，「情報を提供する」，いずれの場合も，コミュニケーション技術やカウンセリング技術が必要である．患者の情報をいかにして受け取ることができるかは，コミュニケーションをどのようにしてとれるかにかかってくる．ときには，カウンセリングが必要な場合もある．カウンセリングが薬剤師の職能というのではなく，コミュニケーションをとる上での1つの技能としてとらえたい．本項では，コ

ミュニケーションをとるための最低限の能力としての感受性と伝達力について述べる．

a.　感受性

　感受性とは，問題点を明確化し，本当のニーズは何か，なぜそのニーズが生まれたかを感じとる能力をいう．例えば，患者からの質問で，「この薬は何のお薬ですか？」と聞かれた場合，患者のニーズは何であろうか．「薬の名前」や「薬の作用」を知りたいのか，もしかしたら「この薬を服用するとどうも胃の調子が悪い．ちょっとこの薬やめてみようか」と思って聞いたのかもしれない．患者の本当のニーズは「この薬が，本当に私にとって必要な薬か，この症状は副作用か，どのように対処したらよいか」ということかもしれない．感受性を磨くには，まず，情報の受け手のニーズの特徴を把握しておくことが大切である．

　医師のニーズの特徴は基本的に特定の患者の問題から発生することが多い．患者の病態の変化とともにそのニーズは変化する．今日必要な情報は，今日必要であって，明日はもうその情報は必要ないかもしれない．今何か行動を起こしたいがための質問であるため，総論よりもこの患者にどうすればよいかという各論が求められる．

　看護師のニーズの特徴は，患者の観察から発生する．患者の日常のケアのための薬の効果や副作用に対する知識である．また，混注や注射速度など，日常の業務に直結する情報も求めている．環境整備の中心的役割を看護師が果たしていることが多いため，消毒薬という薬の面，および環境衛生の面で知識のある薬剤師は，看護師と一緒にこれらの問題に取り組むべきである．看護師は情報の消費者であるとともに提供者，すなわち情報源でもある．

　また，目的の確認も重要である．医師や看護師からの質問の場合，研究発表のための質問であることもよくある．そのような場合，自ずと調査方法や情報自体の種類などにも違いが出てくる．

b.　伝達力

　情報を受け手に伝えるには，伝達力を磨く必要がある．伝達力の要素には，「まとめ方」，「表現方法」，「媒体」の3つがある．そして，もちろんコミュニケーション，カウンセリングの技術も必要となる．情報伝達の目的によりまとめ方や表現方法，媒体も異なるのは当然である．

① まとめ方のポイント

　相手の身になってまとめる．耳から聞くだけよりも目から情報が入るほうが，わかりやすい．字の羅列より，グラフや表，イラストの方が一度に伝達される情報量は多い．

② 表現力のポイント

　話し方，接し方は，対象によって異なる．成人，老人，小児，男性，女性，また病気の重症度によっても変わってくるであろう．

③ 媒体のポイント

　会話，印刷物，スライド，DVD，web サイト，SNS など．情報技術の発達で様々な情報伝達メディアが手軽に利用可能になりつつある．これらの知識や技術を常に使えるようにしておくことも大切である．

(2)　人以外の情報源へのアクセス

　人以外の情報源へのアクセスはどうであろうか．情報源としては，紙媒体と電子媒体に大きく分けることができる．

a. 紙媒体

　紙媒体の最大のメリットは，ブラウジング，すなわち目的をこれと決めずにざっと流し読みできることである．定期的にブラウジングしておくことで，思わぬ情報に気づくことも多い．ブラウジングはその人の知識ベースに厚みをもたせる効果的な方法である．

　紙媒体を使いこなすポイントは，まず，書籍の目次，索引，付録，著者，訳本かどうか，発行年，改訂頻度などをチェックすることである．これらの知識によってその本の利用頻度は大きく異なる．必要なときに的確な書籍を手にとることができるかどうかが情報収集の効率にとって重要である．

b. 電子媒体

　医薬品情報に関する電子媒体としては，インターネットが中心となる．同じデータが複数の媒体で提供されていることも多い．インターネットを使う場面としては，2次資料のアクセス手段，情報発信源（公的な機関）のwebサイトへのアクセス手段，情報源がないときの最後の手段などである．しかし，インターネットにある情報は玉石混淆である．正しい情報ばかりとは限らないが，貴重な情報もあふれている．必ず出典を控える癖をつけるとよい．インターネットは，情報へのアクセス手段だけでなく，双方向のコミュニケーションツールとしても必要不可欠なものとなっている．

c. 究極の情報源は人

　「これからはHow toではなくHow whoである」．これは，インターネットを先駆的に利用していたある薬剤師の名言である．つまり，探している情報をもつ人を，どれほど知っているかが重要という意味である．広く浅くより，狭くても深い情報を追求することが重要なのである．データベースを駆使しても出てこない情報もあり，詳しい人しか知らないツールもある．究極の情報源は人である．

第4章 医薬品情報の評価

4.1 情報を評価する―薬害エイズの教訓から―

　情報を扱う場合，どんなときにも「評価」を忘れてはならない．情報を考え評価することがいかに大切かを再度「薬害エイズ」の例で考えてみたい．

　「AIDS」と「血友病」というキーワードを，日本の医学系データベースJMEDPlusで検索すると，最も古い文献として図4-1の文献を入手することができる．

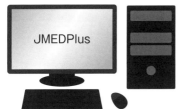

キーワードを入れて検索してみた．

キーワード	文献数
AIDS	48,390
血友病	3,247
AIDS ＆ 血友病	596

2017.4

最も古い文献を出力してみると…

血液濃縮製剤治療中の血友病患者における細胞性免疫機能に関する検討
　安部英，風間むつ美，木下忠俊，松田重三，川杉和夫，吉村祐一，合地研吾，柳富子，　斉藤紀子（帝京大医）

血液と脈管　VOL.14, NO.3, P290-295, **1983**

　抄録：血友病A,B患者のリンパ球について，モノクローナル抗体を使用したT細胞サブセットにより分析を行ったところ，OKT4+対OKT8+比は低下，T細胞コロニー形成不全が起こり，NK細胞の活性も低下．これらの所見から直ちに各種臨床症状や検査所見を示さない症例をすべて潜在性AIDSとする積極的な情報は得られなかった．

図4-1 「AIDS」と「血友病」で検索された最も古い文献

　この論文の著者は，エイズによく似た症状を示す，血液製剤を投与されていた血友病患者を対象に免疫能の調査を行っている．結論は，血友病患者にみられる症状がすべて潜在性エイズとする積極的な情報は得られなかったというものであった．この文献は 1983 年 3 月に発行されている．

　この文献の参考文献の中には，*New England Journal of Medicine*（NEJM）1983 年 308 巻に寄稿した Lererman らや Nenitove らの文献が収録されている．NEJM は，アメリカの権威ある医学雑誌であり，同巻同号内にこれら 2 文献に対して NEJM 編集者の Dr. Deforges による「論説」が掲載されている．Dr. Deforges はその中で「血液製剤とエイズの関連は疑いのないものである．今さら，クリオ製剤に戻ることは，医療者にとっても患者にとっても非常につらいことであるが，それでもなお，戻らなければならない」と結論づけているのである．

　時間的経緯を考えても日本の著者はアメリカの研究者たちの文献を読み，同じ程度の情報をもっていたと考えられる．しかし，その評価が根本的に異なっていた．同じ情報をもっていても，どのように評価し，どのように考え，どのように行動するかがまったく違っていたのである．日本では，この研究などからエイズと血液製剤の関係が否定され，血液製剤がそのまま使用されることとなる．そして，1983 年から 2 年後の 1985 年に先ほどの文献での調査対象となった患者の中からエイズ第 1 号患者が認定されるのである．

　我々の扱う情報は，すべて患者に大きな影響を及ぼす．自分の評価の誤りが患者に影響する．それが医薬品情報の怖さであり，薬剤師として責任を負わなければいけない点であると肝に銘じる必要がある．

4.2　情報評価のポイント

(1) 情報量の評価

　情報を提供する場合，情報が相手に適した量かどうか判断するため情報量の評価を行う．情報を提供する相手によって適当な量が決まってくる．医師に情報を提供する場合と患者に提供する場合で情報量が同じとは考えられない．対象により処理できる量は自ずと決まっている．したがって，まずは評価できる量であるかに注意を向ける必要がある．インターネットで調査をする際，初めて目についた情報を鵜呑みにしていないだろうか．その情報を左から右に読み過ごすだけに終わっていないだろうか．データベースを利用した際，1 つのデータベースを調査しただけで，「日本で初めての…」などと思ってはいないだろうか．3 章のコラムで述べたが，データベースにも得手不得手があり，本当に日本で初めてであることを示すためには，複数のデータベースを利用して調査する必要がある．つまり，評価できるだけの情報量が必要である．

(2) 情報の質の評価

　正しい情報か，新しい情報かなどを見極めなければならない．新しい情報かどうかの評価は比較的簡単であるが，正しい情報かどうかの判断は訓練が必要となる．情報源は 1 つではなく複数から吟味しなければその正当性の判断は難しい．例えば，訳本などでは誤訳の可能性もある．ど

んなに有名で権威のある本でも，ミスプリントや思い違いはあるものだと考えて読む態度が必要
である．

（3）情報の考察

　量，質で評価した情報が集まったら，次に考察する．情報の考察とは，ジグソーパズルをイ
メージするとわかりやすい．評価した情報のパーツを組み立ててゆく．ここで，重要なことは，
情報の受け手のニーズとその情報を使う目的をイメージすることである．イメージしたニーズに
合わせて評価した情報のパーツを組み立てる．必要なパーツが集まりジグソーパズルを完成させ
ることができる場合もあれば，肝心なパーツが足りない場合もある．この足りない部分こそ，考
察する必要がある．

（4）情報の価値の評価と判断

　情報の価値は，情報の量や質だけに比例するものではない．情報の価値は，情報の受け手の
ニーズに合致し，その情報によって，相手が行動を起こせるかどうかで決まってくる．いくら
量，質ともにすばらしい情報であっても，情報の受け手が行動を起こすことができなければその
情報には何の価値もない．
　最終的な判断としては，患者にデメリットがない方を選択する．例えば，ある新しい治療法を
行いたいからその方法を詳しく教えてくれと医師から質問を受けて調査したとしよう．情報の量
も質も十分で，考察した上でその価値も自身が満足できるものとする．さて，このまま医師にそ
の情報を伝えるだけでよいだろうか．この情報は最終的に患者に使われるものである．患者に
とってどうかという判断がなされなければならない．その治療法の有効性と副作用を考慮した場
合，今までの方法と有効性の面ではそれほどの大差はないが副作用が多いとしたら，勧めるべき
かどうか，きちんと判断しなければならない．対危険便益分析（benefit-risk analysis）という
考え方は，「すべての治療努力において，それぞれ特有の臨床状況と患者のために，危険は便益
よりも重んじられなければならない．薬物療法は，使用される薬物の質的および量的な影響と，
薬物を使用しない場合に予測される結果とを熟考した後に，起こり得る便益が，起こり得る危険
を上回るような場合にのみ正当化される．この決定は，患者，疾患とその自然経過，薬物とそれ
が起こし得る有害作用についての十分な臨床知識に依存している」とされる．この考えに基づき
最終判断をしなければならない．

（5）情報のアフターケア

　情報を提供したとしたら，そのアフターケアを怠ってはならない．医師に新しい治療法の情報
を提供したら，その治療法が適用された患者のフォローは情報を提供した薬剤師がすべきであ
る．提供した情報で相手が行動を起こさなかったとしたら，その原因を追及し，フォローアップ
することが必要である．情報提供においても，提供者のコミュニケーションの繰り返しが信頼を
築いていくものである．

第5章

研究デザインとEBM

5.1 研究デザイン

(1) 研究デザイン

　図5-1は，薬剤疫学の研究デザインの特徴を，証明力，偏り，費用，地域性，例数，副作用の観点からまとめたものである．証明力は，メタアナリシスが最も強く，比較群のない症例報告は，最も低くなる．例えば，1人にある薬が効いた（症例報告）としても，2人目の患者に効くかどうかは不明であり，証明できない．証明するためには証明することのできる研究デザインを選択する必要がある．その反面，副作用の検討をしたい場合には，メタアナリシスやランダム化比較試験では，検討がしにくい．発生率が0.1%の副作用を明らかにするには，約3,000人必要であり，現実的ではない．これまでの薬害は，症例報告から発見されていることが多いことにも注目すべきである．

　一方，人を対象とした臨床試験においては，何らかの治療行為などの「介入」の有無によって，介入試験と観察研究に分けることもある．介入とは，治療，診断，予防などを目的として行う何らかの行為のことである．つまり，介入を行った結果（アウトカム）を介入を行わなかった群（対照群）と比較して，介入の効果を証明する研究デザインである．図5-1では，ランダム化比較試験（randomized controled trial：RCT）がこれに当たる．観察研究とは，介入を加えずに，自然の状態で，観察を行う研究方法である．図5-1では，RCT以外は，すべて観察研究である．

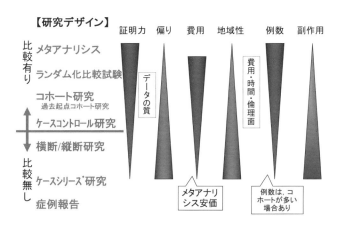

図5-1　研究デザインの特徴

78

(2) 研究デザインを理解するための基本用語

研究デザインを解説する前に理解を助ける基本用語について，解説する．

1）バイアス

　結果や推定が真の値からずれること，あるいは，そのようなことが起こるプロセスをいう．データ収集，解析，解釈，出版などのいずれの過程でも起きうるもので，アウトカムが系統的（systematic）に誤差を含んでしまう．図5-2は，バイアスと偶然の違いを示したものである．通常血圧を測定する場合，当然人によって血圧は違うが，拡張期血圧は90 mmHg前後に分布している．この分布は偶然である．本当の血圧は，動脈内にカニューレを入れて測定するしかなく，これを本当の血圧として，それが80 mmHgとすると，この10 mmHgの差がバイアスである．

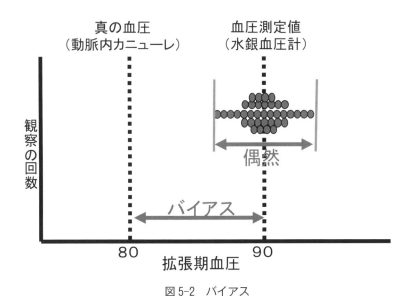

図5-2　バイアス

（バイアスの例）
・インパクトファクターバイアス：impact factor bias
　　有意な結果が出たRCTはよりインパクトファクターの高い雑誌に掲載される傾向がある．ポジティブな結果のみが，よりインパクトをもつ方に偏る．
・患者選択バイアス：selection bias
　　対象とした患者群が，当該疾患の本来の代表的患者群を反映していないことにより，アウトカムに歪みが生じる．例えば，難治性疾患の臨床試験には，疾患に興味があり熱意のある患者のみが集まる可能性を含んでいる．
・言語バイアス：language bias
　　有意な結果が出たRCTは自国語よりも英語で報告される傾向がある．
・出版バイアス：publication bias
　　有意差の出た研究のみが報告され，有意差の出なかった研究は報告されない傾向がある．
・想起バイアス：recall bias
　　過去の事象や経験についての記憶を思い起こす（想起）場合，正確さや完全さが異なるため

にアウトカムに影響を及ぼす可能性がある.

・面接者バイアス：interviewer bias（＝観察者バイアス：observer bias）

　　面接者，あるいは観察者の無意識的，あるいは意識的なデータ収集によってアウトカムに影響を及ぼす可能性がある.

2）交絡

　　因果関係を明らかにする場合，原因と結果の関係が，別の因子によって影響を受けることがある.この要因を交絡因子とよぶ.例えば，古くから交絡の説明に「肺がんは男性に多い」という例があげられる.実際には，肺がんと因果関係があるのは「喫煙」であり，男性の喫煙率が高いという事実が本来の因果関係をみえにくくし，誤った結論を導くような場合がある.

(3)　研究デザインの特徴

1）ランダム化比較試験（無作為化比較試験）

　　図 5-3 にランダム化比較試験のポイントを示した.降圧薬 A の有効性を示すためのランダム化比較試験を例に解説する.ランダム化比較試験とは，ランダム（無作為）に 2 群に分けた群を用意し，片方を介入群，もう片方をコントロール群として，比較するデザインである.

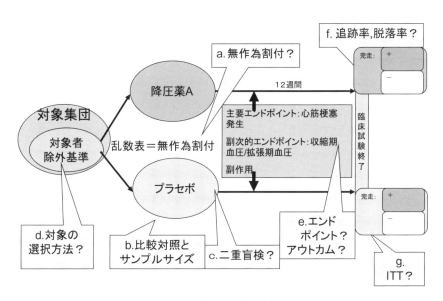

図 5-3　ランダム化比較試験の概略

a.　無作為割付

　　薬の効果を検証したい場合，無作為割付は絶対条件となる.無作為割付とは，無作為＝作為がないことを示す.すなわち，降圧薬 A 群とプラセボ群を完全に偶然に振り分けたことを意味しているわけである.なぜ，両群を偶然に振り分けなければならないのであろうか.本来，2 群の比較をする場合，患者背景を一緒にしたい.なぜなら，降圧薬 A を服用しているか，していないか以外の条件は，すべて同じという環境を用意して初めて，その効果に差が出たときに，降圧薬 A の効果があると証明されるからである.ラットでの動物実験では，Wister 系ラットを用い…というように遺伝管理をした動物を用い，

両群の背景が同じとして研究を行っている．しかし，ヒトでの研究において，両群の患者背景を一緒にすることは，非常に難しい．しかし，ここをしっかりコントロールしなければ，バイアスが大きくなる．そこで，「無作為化＝ランダム化」を行う．完全に作為のない方法で2群に分けることで，降圧薬Aを服用しているか，していないか以外に万が一両群に何らかの偏りがあっても，それは偶然であるため，偏りを無視することができるのである．つまり，無作為割付は最も強力なバイアスを制御する方法であるといえる．無作為に割り付ける方法はコンピュータで発生させた乱数に基づいて行われることが多い．

　この先の医療は遺伝子解析により，効果から副作用まで予測できるようになるかもしれない．しかし，無作為化は，今わかっていることだけでなく，今わからないことも含めて均等に割り振ることができる．その後，明らかに副作用を発症しやすい遺伝子などが明らかになった場合でも均等に割り振る，あるいは，誤差として取り扱うことができる．

　無作為割付をする者が，対象者をどちらの群に割り付けたかを知らないことを隠蔽化（concealment）という．割り付けをする者が，どちらに割り付けたかを知っていると，そこに作為が入るため知らないことが望ましい．

b．比較対照とサンプルサイズ

　基本的には偽薬であるプラセボを用いる．しかし，プラセボが倫理的に使用できない場合もあるため，そのような場合は，ガイドラインで第1選択とされているような標準薬を用いる．

　サンプルサイズとは，違いを見出すために必要な症例数のことである．

　症例数の計算は，有意水準をどこに置くか（αエラー），統計学的な検出力（βエラー），有効性の差の見積りから，計算される．

　有効性の差の見積りが小さければ強い検出力が必要，つまり，サンプルサイズを大きくすると，サンプルが母集団に近づき，検出率は上がるが検証コストは増大する．大規模試験が必要ということは，効果の見積りがそれほど大きくない可能性がある．

c．盲検化（遮蔽化）

　プラセボ（偽薬）でも30%ぐらいは薬効があらわれることがある．これをプラセボ効果とよんでいる．つまり，被験者が，自分の服用しているものが偽薬とわかった段階で，臨床試験に参加するモチベーションは下がり，効果はなくなると考えられる．そこで，目隠し＝盲検化を行う．被験者と医師の両者の盲検化を二重盲検とよび，結果の解析をする担当者にも盲検化する場合を三重盲検とよぶ．

d．対象の選択方法

　対象となる集団をどのように集めるのかは重要なポイントである．選択バイアスの制御のために，対象への組み入れ基準や除外基準によって都合の悪いものを排除することなどが行われていないかが重要である．

e．エンドポイント

　エンドポイントは，アウトカムの中から治療の有効性を評価するための指標のことである．死亡，病気の発症，QOLの変化，副作用の発現など，本来の目的であるアウトカムを直接的に測定できる指標を真のエンドポイント（true endpoint）とよぶ．一方，血圧，血糖値，がんの大きさなど，本来の目的であったアウトカムを間接的に測定する指標を代用エンドポイント，サロゲートエンドポイント（surrogate endpoint）などとよぶ．臨床試験の場合，真のエンドポイントを指標として臨床研究を行うのが本来であるが，これを測定するには時間がかかりすぎることが多く，通常，代用エンドポイントを指標として，臨床研究が行われることが多い．市販後の臨

床試験においては，真のエンドポイントを指標とした臨床試験が行われることが多い.

主要エンドポイント（primary endpoint）および副次的エンドポイント（secondary end-point）という表現がある．これは，臨床試験などにおいて，最も観察したいエンドポイント1つを主要エンドポイントとして，一般的にこれを明らかにするための研究計画をたてる．したがって，必要な患者数（サンプル数）の計算は，主要エンドポイントで行う.

f. 追跡率，脱落率

臨床試験の途中で，当然，被験者が来なくなったり，病気になったりで脱落する場合がある．しかし，この脱落があまりに多いと，それは，何らかの要因がないかを考慮する必要がある．そのため，脱落の理由を追跡することが重要となる．脱落率が 20％以上の場合は何らかの問題が内在していないかを検討する必要がある.

g. ITT 解析（intention to treat analysis）

ITT は，薬を処方しようとする intention（意図）の効果に対する評価，すなわち意図した治療に基づく解析が，ITT 解析である．試験開始時に割り付けた患者全体を対象として統計解析をすることをいう．脱落者が多い場合，脱落者を除いた解析を行うと，「最後までがんばって，治療を続けられた人」のみが残り，ここに選択バイアスが入ってくる．また，脱落が副作用でやめてしまった場合も含まれるとすると，脱落者を除くことは，安全性を軽視することになる．そこで，脱落者もその治療を最後まで続けたが無効だったとして，解析する方法が ITT である．つまり，解析段階でも，当初のランダムな割り付けを維持し，バイアスを制御する方法となる．しかし，ITT 解析は，薬の効果に対する評価でなく，治療行為全体の評価となっている.

一方，per protocol 解析は，プロトコールどおりに治療した患者を対象とした解析である．例えば，試験開始時に A 群に割り付けられたのに，実際は B 群の薬を投与された患者は，解析から除外される．つまり，一部の患者が脱落するので，せっかく無作為化して患者背景を一緒にしたはずが，無作為割付が崩れることになり，バイアスを排除できなくなる．しかし，有害反応を対象とした解析においては，per protocol 解析は有用である．なぜなら，ITT 解析の場合は，その治療を実際には受けていない患者も含まれてしまうためである.

Column

PROBE 法

PROBE（prospective randomised open blinded-endpoint）法は，多施設で臨床試験を行う場合，盲検で実施しにくいなどの理由により，オープン試験，つまり，主治医が割り付け治療の内容を知った上でエンドポイントを判定することが多く，バイアスの発生が心配された．そこで，主治医は割り付けを知りつつも，客観性を維持するために，割り付け治療の内容を知らされていない独立した委員会が判定する方法が PROBE 法であり，その実施のしやすさから広く使われている．しかし，これは，エンドポイントが「入院」などの場合，入院させるか，させないかは，第三者委員会では判断できず，結局のところ主治医の判断に左右されることになり，バイアスを制御できない．この方法で，いわゆるディオバン事件など不正が行われた背景もある.

Column

クロスオーバー試験（交差試験，交互試験）

　RCTで行われるデザインの1つで，各被験者に対し，介入群，あるいは対照群への割り付けを，時期を交互にずらして両方行うものである．同一被験者が介入と対照の両方を行うため，患者背景のバラツキが少なく症例数が少なくてすむ．しかし，被験者に対する負担が大きいことや持ち越し効果*があるため，介入と対照の期間の間に休薬期間を設けなければならないなどの制約も多い．したがって，後発医薬品の生物学的同等性試験や薬物動態試験などで利用されている．

2）メタアナリシス

　図5-4にメタアナリシスの概念を図式化した．メタアナリシスとは，複数の研究結果から，原データではなく平均値や標準偏差などの要約統計量を引き出す手法である．つまり，各国で同じような研究がされたのに，それぞれ結果や規模が違う場合やどれが真実であるかが不明確な場合にすべての研究（図5-4では個々の小さい天秤）を1つの研究の中で（図5-4では，中央の大きい天秤）実施したと仮定して，統計的に要約統計量をだして判断するものである．しかし，集めた個々の研究がいいかげんなものであっては，メタアナリシスした結果もいいかげんになる．このメタアナリシスをシステマティックに行ったものをシステマティック・レビューといい，文献の収集方法を明確にし，網羅的に対象文献を収集し，分析する方法である．第3章医薬品情報の評価で述べたCochrane Libralyは，システマティック・レビューを収録している．

　図5-5，5-6にメタアナリシスのフォレストプロットを読みとる上での注意を記載する．

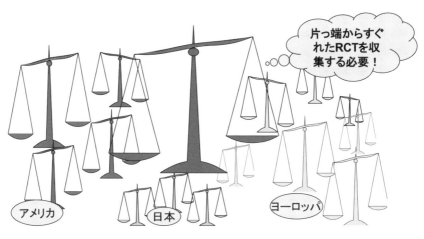

図5-4　メタアナリシスの概念

---

*先行する試験治療が次の治療期間に影響を及ぼすことをいう．

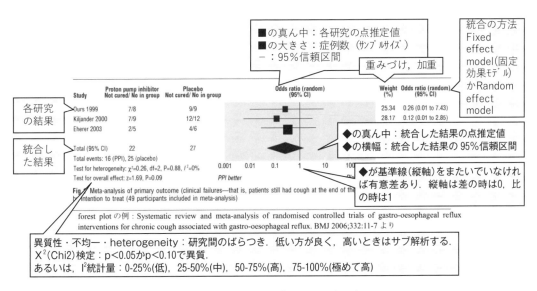

forest plot の例：Systematic review and meta-analysis of randomised controlled trials of gastro-oesophageal reflux interventions for chronic cough associated with gastro-oesophageal reflux. BMJ 2006;332:11-7 より

異質性・不均一・heterogeneity：研究間のばらつき．低い方が良く，高いときはサブ解析する．
X^2(Chi2)検定：p<0.05かp<0.10で異質．
あるいは，I^2統計量：0-25%(低)，25-50%(中)，50-75%(高)，75-100%(極めて高)

図 5-5　フォレストプロットの読み方
（A B Chang., *et al.* (2006) *BMJ*, 332, p11-14）

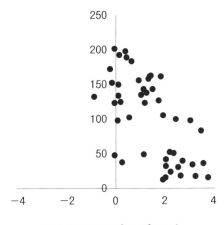

図 5-6　ファンネルプロット

ファンネルプロットは，出版バイアス評価に用いる．横軸はオッズ比や有効率の差など．縦軸は
症例数や分散．理想は漏斗を逆にした左右対称．図は出版バイアスあり．

3）コホート研究（要因対照研究）

　図 5-7 にコホート研究の概念を図式化した．コホート研究とは，ある特定の特徴をもった集団（コホート）とそれをもっていない集団を観察し，そのアウトカムを比較することにより，アウトカムと特徴との関連を明らかにしようとする方法である．例えば，図 5-7 で説明すると，「コーヒーの飲用が骨粗しょう症に影響するか」という問いを明らかにしたい場合，RCT を実施することは困難である．無作為に 2 群に分けて，一方にコーヒーを 1 日 3 杯以上飲んでもらい，他方にはコーヒーを飲まないようにしてもらった上で，骨粗しょう症が起こるであろう期間まで観察を続ける．これは，実現可能性が低い．このような場合，ある集団にコーヒーを 1 日何杯飲んだかをずっと記録してもらい，一定期間後に，コーヒーを 1 日 3 杯以上飲んだ群とコーヒーを飲まなかった群に

分け，骨折した人の人数を比較するということは可能である．したがって，予後因子や危険因子を検討する場合に利用しやすい方法である．しかし，曝露群（コーヒーを1日3杯以上飲んだ）と対照群（コーヒーを飲まなかった）群の背景因子は制御していない．もしかしたら，何らかの遺伝的要因でコーヒーを飲めない人がコーヒーを飲まなかった群に入っているかもしれない．つまり，RCTのように，「薬を飲んだか飲んでいないか以外は背景は同じ」と言い切れない分，交絡やバイアスの制御ができないことになり，証明力はRCTより劣ることになる．しかし，コホート研究は観察研究において，最もエビデンスの質の高い研究デザインであり，近年，カルテやレセプトのデータなどいわゆるビッグデータとよばれるデータを題材としたコホート研究が行われるようになってきている．

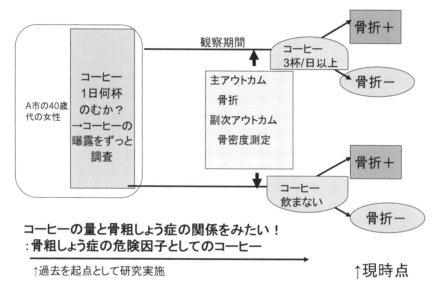

図5-7　過去起点コホート研究の概略

4）過去起点コホート研究

　図5-8に過去起点コホート研究の概念を図式化した．3）で示した現在を起点にしたコホート研究では，アウトカムの発生をとらえるために十分な時間をかけて対象者を追跡する必要がある．したがって，時間や費用も多くかかる．一方で過去起点コホート研究では，過去を起点として，すでに情報が記録されているカルテやレセプトデータ，検査データなどを活用してコホート研究をすることができる．そのため過去起点コホート研究は，コホート研究より，実現可能性が高く，利用しやすい．しかし，過去に測定された情報しか使えないという限界もある．新たに測定したい検査項目などがあっても，これは，実施できない．

5）ケースコントロール研究（症例対照研究）

　図5-9にケースコントロール研究の概略を示した．ケースコントロール研究とは，明らかにしたいアウトカムとその要因との関連を過去に遡って研究する方法である．例えば，骨粗しょう症とコーヒーの飲用について関連があるかを調査したい場合，すでに現在骨粗しょう症の起こっている集団を用意し，対照として，骨粗しょう症の起こっていない集団を用意する．これらの集団の過去のコーヒーの飲用について，例えば，アンケート調査を行い，1日何杯飲んでいたかを調査する．そして，骨粗しょう症群で，コーヒーを1日3杯以上飲んでいる人が多かった場合，骨

粗しょう症との関連があるかもしれないという結論を導くことができる．しかし，骨粗しょう症群と対照群の背景はまったく制御できていない上に，コーヒーの飲用を過去に遡るということは，思い出せなかったり思い込みがあったりする「思い出しバイアス（想起バイアス）」を制御できていない．また，検査などをみたくても，検査が行われていなかったら過去を変えることはできず比較すること自体が難しくなることもある．つまり，ケースコホート研究はRCTやコホート研究より，証明力は劣ることが理解していただけると思う．少しでも背景因子の制御を行い比較可能性を担保するために，対象群に50歳女性がいたら，対照群にも50歳女性を用意するなど，比較群を設定する段階で，交絡の制御を行う．

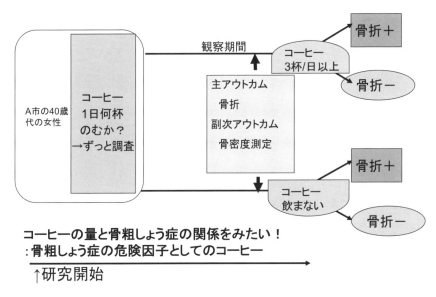

図5-8　コホート研究の概略

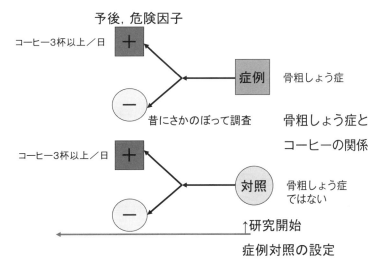

図5-9　ケースコントロール研究の概略

6）ハイブリッドデザイン

　近年では，コホート研究とケースコントロール研究の利点を活かした「ネステッドケースコントロール研究（コホート内症例対照研究）」や「ケースコホート研究」も実施されることが多い．

　ネステッドケースコントロール研究は，コホート研究のコホートの中から，対象集団を抽出し，追跡を開始する時点でのベースラインのデータを収集した後に，一定期間対象を追跡して，アウトカムが発生した人を症例群，発生しなかった人（一部をランダムに抽出）を対照群として，ケースコントロール研究を行うものである．この研究のメリットは，費用が節約できる点である．例えば，コホート研究で全員を対象とした場合，血液検査などの実施費用が莫大になるが，ネステッドケースコントロールの場合，あらかじめ血液だけは採取して保存しておき，アウトカムが発生した人とランダムに抽出した対照群の人のみの検査を実施すればよいことになる．また，同じ集団から症例群と対照群を抽出することで，交絡を制御しやすく，イベントの発生率も算出可能である．

　また，複数のアウトカムについての評価を並行して行う場合，ネステッドケースコントロール研究では，アウトカムごとに別々のコントロールグループが必要となる．つまり，アウトカムの数が増えるほど，それに比例して，コントロールが必要でコスト高となる．そこで考えられた方法がケースコホート研究である．ケースコホート研究では，観察したい集団からランダムにサブコホートを抽出して対照群とする．アウトカムの発生を観察し，アウトカムが発生した人を症例群とする．詳細な調査は症例群と対照群であるサブコホートだけに行うことで費用の節約が可能となる．複数のアウトカムでも1つのコントロールを用いることが可能である．

　両者の概略図を図5-10，図5-11に示す．

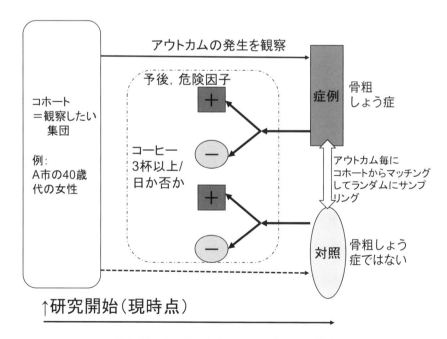

図5-10　ネステッドケースコントロール研究

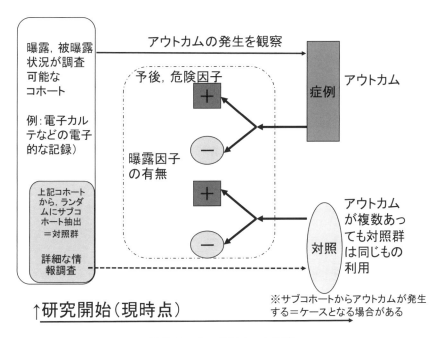

図5-11 ケースコホート研究

7) 横断研究, 縦断研究

図5-12に横断研究と縦断研究のイメージを図示した. 横断研究は, ある集団(例えば, 若年者から高齢者まで)に検査を同時に実施し, 測定結果の年齢ごとの平均値や性差などをみる研究である. 白書など, その時点での集団の特徴をつかむための研究デザインである. 縦断研究は, 同じ人を長期にわたり継続して観察し, 検査値の変化などを計測し調査したいテーマに関連する要因を探ろうとする研究方法である.

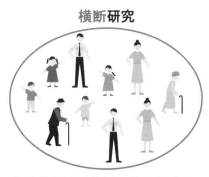

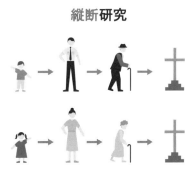

ある集団(例えば, 若年者から高齢者まで)に検査を同時に実施し, 測定結果の年齢ごとの平均値や性差などをみる研究

同じ人を長期にわたり継続して観察し, 検査値の変化などを計測し調査したいテーマに関連する要因を探ろうとする研究方法

図5-12 横断, 縦断研究の概略

8) ケースシリーズ研究（症例集積研究）とケースレポート（症例報告）

　図5-13にケースシリーズ研究と，症例報告のイメージを図示した．ケースシリーズ研究とは，2例以上の症例の特徴をみるもので，比較群はない．症例報告は，1例の経験を述べたものである．いずれも，証明力は弱いが，歴史的に薬害はほとんどが症例報告からみつかっている．

ケースシリーズ研究

症例報告

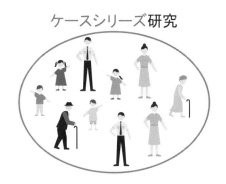
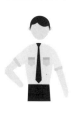

2例以上の症例の特徴をみる．
検査などは同時ではない．

経験した1〜数例の症例の特徴を述べる．

図5-13　ケースシリーズ，症例報告の概略

5.2　EBM

(1) EBM の概念

evidence based medicine（EBM）とは，個々の患者のケアについての意志決定の場で，現在ある最良の根拠《evidence》を，良心的に，明らかに理解した上で慎重に用いることである．かつては，臨床的な診断や治療は個人の経験や慣習に左右されることが多かった．また，単に動物実験より類推した論理や権威者の意見により考察されることもあった．しかし，これらの方法が正しい方向性を示しているものであればよいのだが，何の根拠もなく行われていたり，経験がないために見過ごされたり，1 人ひとりの患者に最もよいものとならないこともあった．これは患者個人に不利益であるばかりでなく，医療費の高騰や社会資源の無駄となることも多々ある．そこで，臨床的専門技能だけでなく，系統的な研究や臨床疫学研究などより適切に利用できる外部の臨床的根拠，疫学などの研究成果，さらに，患者の価値観を統合して判断しようとする考え方が普及した．すなわち，効率的，効果的で質の高い患者中心の医療を実践するための事前ならびに事後評価の手段である．

(2) EBM の手順

EBM の手順①〜⑤を以下に示す．

① 患者の問題の定式化

以下の PICO（PECO）を考えて，今抱えている問題，患者の問題を明確化し，回答可能な質問に変える過程である．

P：どのような患者に（patient）
I：どのような治療（検査，処置，介入）をすると（intervention）
C：どのような治療（検査，処置，介入）と比較して（comparison）
O：どのようなよいことがあるのか（outcome）
注：PECO ともいう．この場合，E（exposure：曝露）

② 効率的で質の高い情報収集

その質問に答えるために最も効率的な方法で，理学所見や臨床検査，文献，その他の情報源のいずれかより最良の根拠（evidence）を追求する．例えば，メタアナリシスやランダム化比較試験を探す．

③ 情報の批判的検証と評価

妥当性（真実への近似）や有用性（臨床的応用性）という点でその根拠を批判的に検証評価する過程である．例えば，先ほどみつけた論文を批判的に吟味し，検証する．

④ 患者への適用

この評価の結果を臨床的専門技量と統合し，実地臨床にその結果を応用する．例えば，検証結果と医師，患者の意見を合わせて，このエビデンスを適応するのか，しないのかを十分に検討する．

⑤ 医療の評価

自分たちの実行したことを事後評価する．例えば，エビデンスを適用した場合の結果はどう

なったのか，しなかった場合の結果はどうなったのかを振り返る．この振り返りがなければ，次の症例に，そして次の医療につなげることはできない．

(3) 内的妥当性と外的妥当性

EBM の実践における情報の批判的吟味において，内的妥当性と外的妥当性を検討することも重要である．内的妥当性とは，研究結果の正確性や再現性，すなわちどれだけ信頼できるかをさすものである．研究の目的，すなわち明らかにしたい内容と，それを明らかにする方法，つまり，研究デザインが合っているかである．RCT であれば，前述した a〜g の項目がきちんと満たされているか，解析や統計の方法が正しく，解釈が誤っていないか，その臨床的意義はあるか，利益相反がないかなどを確認する．利益相反とは，ある人のもっている 2 つの役割による利益がお互いに相反している状況のことをさす．例えば，製造販売後の臨床研究の実施にその医薬品の開発会社の資金提供があり，結果に影響を及ぼしていないかなどを確認する．

以下は，RCT，観察研究，システマティック・レビューおよびメタアナリシスを行う上でのガイドラインである．これらに準拠した検討がされているかどうかが重要である．

・CONSORT（Consolidated Standards of Reporting Trials）声明
ランダム化比較試験の報告を改善するために，世界中で広く用いられているガイドライン
・STROBE（The Strengthening the Reporting of Observational Studies in Epidemiology）声明
疫学における観察研究の報告に関するガイドライン
・PRISMA（The Preferred Reporting Items for Systematic Reviews and Meta-analyses Statement）声明
システマティックレビューおよびメタアナリシスにおけるガイドライン

外的妥当性とは，研究結果の一般化であり，どれだけ他に応用することができるのかをさす．研究結果が，普遍的に一般化できるものか，そして，自分の目の前の患者に適応できるかを検討する．

Column

エビデンスは使いこなすもの

EBM の中心的な役割を果たしてきた BMJ による書籍 Clinical Evidence には，EBM における論文の位置づけとして以下のような文章が記載されている．

"We supply the evidence, you make decisions"

どんなにすぐれた情報であっても，その情報がそのまま目の前の患者に役立つことはまれなことである．どんなにすぐれた情報であろうとも，目の前の患者にとって何が最善な医療かを判断するのは，患者を目の前にした "あなた" をおいて他にいない．エビデンスは従うものではなく，使いこなすものである．

（4）EBM の実践と批判的吟味

では，例をあげて，EBM の実践を解説する．

【具体例】

最近，祖母（72 歳）から質問を受けた．

祖母は，市の健康診断で血圧が高いことを指摘され，近くの医院へ受診したところ，本態性高血圧と診断された．

糖尿病や腎疾患はなかったが，血圧は，収縮期血圧 170 mmHg/ 拡張期血圧 70 mmHg で，服薬を勧められた．

祖母は，薬学生の孫（あなた）に，どうしたらいいのか尋ねた．

「10 年後に脳卒中が心配だ！降圧剤を処方してもらった方がいいだろうか？」

---

① 問題の定式化

PICO（PECO）？

P：どういう患者に

（高齢者で収縮期高血圧が高い患者に）

I（E）：介入 A をした場合

（降圧剤を投与する場合と）

C：介入 B をした場合に比べ

（降圧剤を投与しない場合に比べて）

O：アウトカムはどう異なるか

（血圧が高いとなりやすい，脳卒中の発症率が減るか）

② 効率で質の高い情報収集

信頼性の高いガイドラインやレビュー，EBM に基づいた教科書を利用して問題を解決できないかをまず検討する．例えば，3 章で解説した 3 次資料のガイドラインや Up To Date®，システマティック・レビューを収録した Cochrane Library など，すでに評価を受けた情報源などを利用して，問題の解決をはかれないかを検討する．それでも問題を解決できない場合は，2 次資料を使った文献調査を行う．そして，1 次資料である文献を入手し，その研究の行われた方法の妥当性とそこで示された結果の信憑性，臨床的重要性を検討する段階に進む．この段階を批判的吟味（critical appraisal）とよぶ．

では，先ほどの例で考えてみよう．

3 次情報を用いた情報収集で，適切な情報が得られず，問題解決ができなかったと仮定し，文献調査を行ってみる．

2次資料データベース：MEDLINE（PubMed）を利用

P：どういう患者に
　（高齢者で収縮期高血圧が高い患者に）
　　収縮期高血圧：isolated systolic hypertension
I（E）：介入Aをした場合
　（降圧剤を投与する場合と）　antihypertensive drug
C：介入Bをした場合に比べ
　（降圧剤を投与しない場合に比べて）
O：アウトカムはどう異なるか
　（血圧が高いとなりやすい，脳卒中の発症率が予防できる）
脳卒中：stroke　　予防：prevention
〈filters〉
高齢者：65歳以上：Aged 65＋
エビデンスレベルの高い無作為化比較試験：Randomized Controlled Trial

---

③ 情報の批判的検証と評価

　いくつかの論文が検索された中で，以下の論文を読んでみることにする．論文の概要を図5-14に示す．

Prevention of stroke by antihypertensive drug treatment in older persons with isolated systolic hypertension. Final results of the Systolic Hypertension in the Elderly Program (SHEP). JAMA. 1991 Jun 26; 265(24): 3255-64.

研究デザイン：ランダム化比較試験
　無作為割付け，プラセボ対照，二重盲検，多施設（16施設）．
期　　間：追跡期間は平均4.5年．登録期間は1985年3月1日〜1988年1月15日．
対象患者：4,736例．60歳以上．収縮期血圧が160〜219 mmHgかつ拡張期血圧が90 mmHg未満．
治療法：利尿薬 chlorthalidone 群（2,365例）とプラセボ群（2,371例）に割付け．実薬群は chlorthalidone 12.5 mg/日投与．降圧が不十分な場合は倍量投与し，それでも降圧不十分なら β 遮断薬 atenolol 25〜50 mg/日を投与．atenolol が禁忌の場合，reserpine 0.05 mg/日を投与．
結　　果：5年間の平均血圧は実薬群 143/68 mmHg，プラセボ群で 155/72 mmHg．
　脳卒中の発生率は実薬群5.2%，プラセボ群8.2%で，36%減少した（相対リスクは0.64）．非致死性心筋梗塞（MI）および冠動脈死の相対リスクは0.73．主要な心血管疾患発症は0.68，全死亡では0.87でいずれも実薬群で有意に少なかった．老年者の収縮期高血圧は降圧薬治療により脳卒中，MI，総死亡いずれも有意に予防できる．

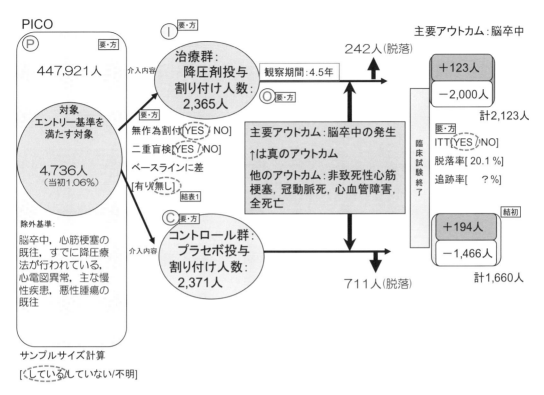

図 5-14　論文の批判的吟味

PICO に当たるところに，P，I，C，O を記載，要：要旨に書かれていることが多い，方：方法に書かれている，結表 1：結果の表 1 に書かれていることが多い，結初：結果の初めの方に書かれていることが多い

　本論文は，60 歳以上，収縮期血圧が 160〜219 mmHg かつ拡張期血圧が 90 mmHg 未満の患者 4,736 人を対照とし，利尿薬による治療介入がプラセボと比較し，脳卒中の発生を抑制することができるかをみたランダム化比較試験である．5 年間の追跡の結果，平均血圧は実薬群 143/68 mmHg，プラセボ群で 155/72 mmHg で，脳卒中の発生率は実薬群 5.2 ％，プラセボ群 8.2 ％で，脳卒中の発生を 36 ％減少することができた（相対リスクは 0.64）．非致死性心筋梗塞（MI）および冠動脈死の相対リスクは 0.73，主要な心血管疾患発症は 0.68，全死亡では 0.87 でいずれも実薬群で有意に少なかった．高齢者の収縮期高血圧は降圧薬治療により脳卒中，MI，総死亡いずれも有意に予防できることがわかった．

　さて，本研究の目的は，高齢者の降圧療法が脳卒中を予防できるのかを明らかにしたいというものである．研究デザインとして，RCT を選択していることは，エビデンスの質の高い選択を行っているのでよい．さらに，図 5-14 を用いて論文の批判的吟味を行った．図 5-14 は，ランダム化比較試験を批判的に吟味するために，簡易的に表現した吟味シートである．この項目に従って，論文を読み進めることで，必要なポイントを確認することができる．

　この研究では，降圧剤投与とプラセボを比較しており，ランダム化，二重盲検は，行われてお

り，両群の患者背景に差はないようである．サンプルサイズは計算されている．主要アウトカムは，脳卒中の発生であり，これは，真のアウトカムといえる．その他の副次的アウトカムも設定されていた．観察期間は，4〜5年で，この年代からの脳卒中の発生を考慮すると，期間が短すぎることはない．ITT は行われているが，脱落率は，20％とギリギリのラインである．追跡率は論文からは読みとれなかった．つまり，本論文のランダム化比較試験としての必要要素は，おおよそクリアした論文と考えられる．つまり，本論文は，研究デザインおよび批判的吟味の点では，内的妥当性はあると考えられる．

では，解析結果を再度検証してみたい．

利益や害の発生率をみている場合，治療群と対照群のイベント発生率の差に有意な差があるかどうかを検討する．その場合，イベント発生率，相対リスク，相対リスク減少率，絶対リスク減少率，治療必要数などを求める．計算式は，表 5-1 に示した．

表 5-1　薬剤学的研究に使われる指標の意味

→結果（アウトカム） 　　あり　なし あり　a　b なし　c　d 介入・曝露　↓原因	実験群イベント発生率 （Experimental Event Rate：EER） 対照群イベント発生率 （Control Event Rate：CER）	$EER = a/(a+b)$ $CER = c/(c+d)$
相対リスク （relative risk：RR）	$RR = EER/CER$	実験群（曝露群）と対照群（非曝露群）の危険度の比
相対リスク減少率 （relative risk reduction：RRR）	$RRR = (CER-EER)/CER$ $1-RR$	治療することによってある転帰がどれくらい抑えられたかを減少率であらわしたもの
絶対リスク減少率 （absolute risk reduction：ARR）	$ARR = CER-EER$	対照群における結果因子の発生率と実験群における結果因子の発生率の差
治療必要数 （number needed to treat：NNT）	$NNT = 1/ARR$	対照となる治療あるいは自然経過（プラセボ対照）に加えて，その新しい治療の1例の効果を観察するためには，その治療を何人の患者に用いなければならないかをあらわす指標
有害必要数 （number needed to harm：NNH）	$NNH = 1/ARR$	治療の危険性を示す指標．NNT がマイナスとなるとき，マイナスの符号を削った値となる．NNH 人治療すると，1人の有害事象が発生するという意味
オッズ比 （odds ratio：OR）	$OR = \dfrac{a/b}{c/d} = \dfrac{ad}{bc}$	後向き研究であるケースコントロール研究で用いる危険度をあらわす指標

　本論文の結果を当てはめて計算すると以下のようになる.

	脳卒中				
	発症あり	発症なし	合計	追跡期間：	5 年
降圧群	123	2,242	2,365	介入群の発生率（EER）＝a／（a＋b）＝	5.2%
対照群	194	2,177	2,371	対照群の発生率（CER）＝c／（c＋d）＝	8.2%
	317	4,419	4,736	RR＝EER/CER＝	0.6
				RRR＝1-RR＝	0.4
				ARR＝CER-EER＝	3.0%
				NNT＝1/ARR＝	33.5

　論文に記載されていた「脳卒中の発生率を 36% 減少した」という表記は, 相対リスク減少率（RRR）の 36% を示している. しかし, 絶対リスク減少率（ARR）は, 約 3% であり, 治療必要数（NNT）は, 5 年間の治療で約 34 人となる. つまり, 降圧療法を 5 年間継続して 34 人に実施して, 1 人の脳卒中が防止できることになる. NNT は小さいほど優秀で効率的な治療となる.
　また, 別の見方をすると, 以下のようにも考えることができる.
・治療群のイベント発症率 5.2%＝降圧療法群での 5 年間での脳卒中発症率：5 年間も薬を服用して治療しても 100 人のうち 5 人が脳卒中を起こす.
・対照群のイベント非発症率＝高齢者の収縮期高血圧患者を治療しなかった場合の 5 年間での脳卒中未発生率：91.8%＝何も治療しなくても 100 人のうち, 92 人は脳卒中を起こさない.
④ 患者への適応
　さて, 外的妥当性であるが, 前述の結果を具体例の祖母に適応することができるかを検討する. このデータは, 利尿剤を主体とし, β ブロッカーを追加する旧来の治療法である. したがって, 現在の治療法では, 結果は異なるかもしれない. また, これまで特に合併症もなく, 初めて高血圧を指摘された祖母のような人を含む集団を対象としたものではない. 以上のことから, 適応可能性は低いと考えられる. これ以上の情報がない場合は, この情報を参考にし, 患者の価値観も参考にして適応するかどうかを考えることになる.

(5) 他の研究デザインの批判的吟味での指標
1）コホート研究
　コホート研究において RCT と同様の指標が使われる. 図 5-15, 表 5-2 は, 抗てんかん薬の催奇形性についての論文を図式化し, 各種指標を計算したものである.
　1974 年に行われた抗てんかん薬を服用した妊婦を観察し, 服用した群としなかった群で, 奇

形の発生をみた．服用群の奇形の発生率，非服用群の奇形の発生率の比を相対リスク（RR）とよび，リスクが増加するかどうかをみるときは，相対リスク減少率（RRR）ではなく，RRを使う．また，コホートで害をみたい場合，有害必要数（NNH）を算出する．この場合，NNHは，14.7となり，約15人治療をすると1人奇形が発生したこととなる．この論文は，1979年に行われた研究で，トリメタジオンなどの催奇形性の高い抗てんかん薬が多用されていた．また，てんかんの重症度や罹病期間などの交絡のある可能性がある．しかし，この研究などをふまえ，現在では，催奇形性の少ない薬剤の単剤低用量治療が行われている．

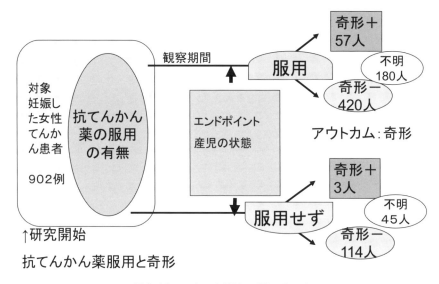

図 5-15　コホート研究の例　その1
（大熊輝雄ほか（1979）神経研究の進歩，23（6），p1247-1263 を参考に作成）

表 5-2　コホート研究の例　その2

	奇形				追跡期間：	5年
	発症あり	発症なし	不明	合計		
服用群	57	420	180	657	服用群の発生率（EER）= a/（a+b）　=	8.7
非服用群	3	114	45	162	非服用群の発生率（CER）= c/（c+d）　=	1.9
	60	534	225	819	RR = EER/CER =	4.7
					RRR = 1 − RR =	− 3.7
					ARR = EER − CER =	6.8
					NNH = 1/ARR =	14.7

2）ケースコントロール研究

　ケースコントロール研究においては，RCTやコホート研究と異なる指標であるオッズ比を利用する．図5-16，表5-3は，NSAIDsの消化性潰瘍についての論文を図式化し，各種指標を計算したものである．

　これは1991年に行われたNSAIDsと上部消化管障害の因果関係を明らかにしようとしたケースコントロール研究である．あくまでも後向き研究であり，症例群と対照群をペアリングして選ぶことになるため，消化性潰瘍の発生率は算出できない．そこで，曝露群での発症したものと発症していないものの比と被曝露群での比を比較するオッズ比（OR）を用いる．発症率が大きくない限りORはRRと近似することがわかっている．この研究の場合，ORは，4.6となり，NSAIDsを服用すると，服用しない場合と比較して4.6倍消化性潰瘍の危険性が増えるということになる．

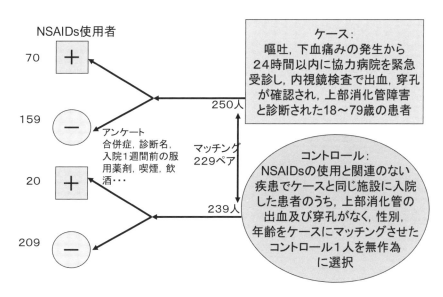

図5-16　ケースコントロール研究の例　その1

（浅木茂ほか（1991）医学と薬学，26，p865-874を参考に作成）

NSAIDsの服用と上部消化管障害の発生因果関係を知り，リスクを定量的に評価することを目的として実施された研究

表5-3　ケースコントロール研究の例　その2

NSAIDs	ケース群	コントロール群			
曝露＋（使用）	70	20	90		
曝露−（未使用）	159	209	368		
	229	229	458	OR = ad/bc	4.6

Column

生存時間分析

　右図で5年後の生存率は，治療法A，治療法B，治療法Cのいずれも同じになる．しかし，この3つの治療法で，死亡というアウトカムの発生する経過は異なる．つまり，相対リスクは，5年後の瞬間の値である．そこで，この時間経過を表現するために，経過途中の発生速度を考慮したリスク比＝ハザード比を用いる．ハザード比で比較すると治療Cが最も高い生存率を維持できる．このハザード比はCox比例ハザードモデル（Cox回帰）で算出する．

　以下は，生存時間分析の例である．

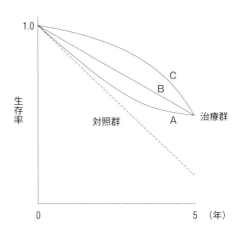

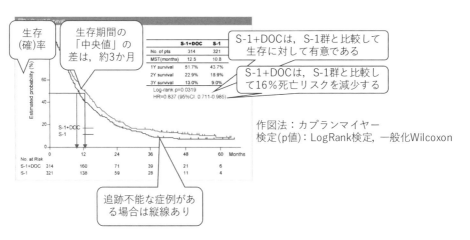

図　生存時間分析の例

（W Koizumi., *et al.* (2014) *J. Cancer. Res. Clin. Oncol.*, 140(2), p319-328）

Column

EBM：安全を見落とすことの落とし穴

　疾患が一般的で，エビデンスが明らかな大規模介入の長期臨床試験結果には，大きな重みがある．しかしながら，臨床では，臨床試験対象患者基準を満たさない患者が適応されることが多くなる．したがって，その結果に従うには，副作用予防のために注意深いモニタリングが必要である．

RALES 試験（randomized aldactone evaluation study）の悲劇

　重い心不全（NYHA クラスⅢ，またはⅣ）をもつ患者に対し，スピロノラクトンとプラセボを比較した大規模臨床試験である．1,663 例を 2 年追跡し，スピロノラクトン群で総死亡率の減少，心臓死の減少，心不全増悪による入院危険率の減少をみた．

　しかし，この結果の不用意な適応により，カナダで，高カリウム血症の増加や死亡が増えた．臨床試験の間は，カリウムのモニターがしっかりなされていた．しかし，実際の臨床では，カリウムのモニターは一般的ではない．また，ACE 阻害剤との併用など，高カリウム血症を引き起こす状況も多かった．その結果，高カリウム血症が増加し，死亡例まででてしまったわけである．エビデンスを目の前の患者にあてはめる場合の外的妥当性のチェックと，その後のフォローがなければ，せっかくのエビデンスも害にしかならないこともある．

5.3　研究課題と研究デザイン

　図 5-17 は，研究課題とそれに適した研究デザインを示したものである．明らかにしたいことが何か，すなわち，リサーチクエスチョンをしっかり立てることが重要である．明らかにしたいことによって，適した研究デザインは違う．そして，その実現可能性を検討することも必要となる．

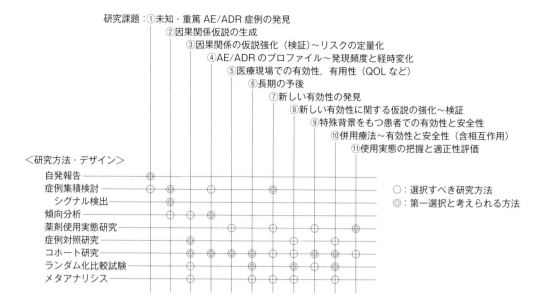

図 5-17　研究課題と研究デザイン

（PMS 検討会（2003）薬剤疫学，8（1），p15，図 2 より一部改変して引用）

医薬品情報の応用

6.1　医薬品情報の調査の例

(1) 治療情報の例

【例題】

> 医師からの質問：
> 抗がん剤による口内炎に対し，医薬品 A を含嗽剤にして，○○病院で使っていると聞いた．本当に効くのか．

a. 医師のニーズは？　目的は？

　抗がん剤の副作用による口内炎患者がいるので医薬品 A のつくり方や使い方を知りたい．本当に効くのか，どんな抗がん剤でもよいのか．

b. 調査を始める前の確認事項

　「…で聞いた」とか「…で読んだ」といって質問を受けることがよくある．そのような場合，まずその「情報源」を確認する．特に，医師が学会で聞いてきたとか，患者が新聞で読んだ，テレビでみたというような場合，情報が途中で変化していることもある．学会名，地方名，いつ聞いたのか，発表者は誰なのか，など具体的に聞きとることも重要である．患者からの情報の場合も新聞名や番組名などできるだけ聞きとることが重要となる．それによって検索方法は異なる．また，質問の背景に患者が存在するのかどうかが最大のポイントとなる．治療情報の場合は，その情報が患者に直接還元されることが多い．質問の背景に患者がいるかどうかで，情報の量やまとめ方が大きく違ってくる．

c. 調査のポイント（図 6-1）

　治療情報の場合，その情報が実際に患者に適用されることになるわけであるから，EBM を念頭においた調査を行う．

　まず，第 1 段階として，日本の治療の基本となるガイドラインや書籍および海外の著名な医薬品集（USP DI，AHFS DI など）で調べる．両者に記載されている場合は，それほど新しい話題

ではなく，世界的に一般的な治療法となっていることがわかる．また，一般的な疾患の場合は，ガイドラインが作成されている場合もあるので調査する必要がある．その治療法の具体的な情報が必要な場合は，専門書籍の調査や MEDLINE，日本のデータベースを用いて入手する必要もある．

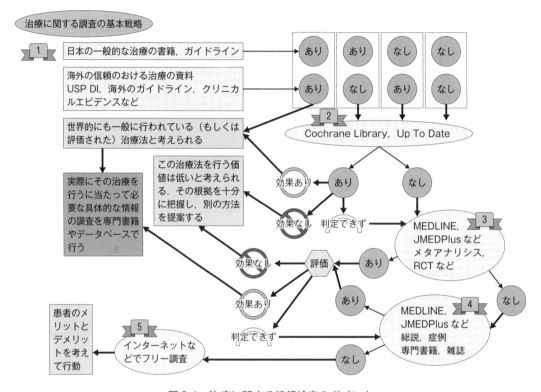

図 6-1　治療に関する情報検索のポイント

　一方，日本の資料に記載があって海外にない場合は，日本の慣習的治療法であり，海外にあって日本にない場合は，海外では一般的な治療法であるにもかかわらず日本では行われていないものである．両者ともに記載のない場合は，まだ評価の定まっていない新しい治療法である場合が多い．これらは，その治療法の評価をすることが必要となる．

　第2段階は，Cochrane Library や Up To Date を調査したい．Cochrane Library や Up To Date を利用すれば，もしその治療法に関する RCT，メタアナリシスが行われている場合，その結果を簡単に的確に入手できる．その治療法に効果があるという評価が下されていれば，具体的な情報収集へと進む．効果がないという判定が下されていた場合は，その根拠を明確にして，医師とディスカッションすることになるであろう．評価が終了していない場合は，自分で判断しなければならない．Cochrane Library や Up To Date が利用できない場合は，第3段階に進む．

　第3段階は，その治療法に関する RCT もしくはメタアナリシスを，Cochrane Library もしくは MEDLINE や日本のデータベースである JMEDPlus などで検索する．RCT やメタアナリシスがあった場合は，それらの評価を行う．抄録などで評価できない場合は，文献を入手する必要も

ある．評価ができないような場合や判定が難しい場合，また，RCT 論文や勧告などがない場合は，次のステップへ進む．

　第 4 段階は，MEDLINE や日本のデータベースなどで，総説や症例報告の検索を行う．専門書籍や雑誌の調査も同時に行う．これらの情報源で，何らかの情報があった場合は，第 3 段階と同様に，それらの情報の評価を行う．これらの情報がなかった場合は，次のステップに進む．

　これまでの調査でまったく情報がなかった場合，第 5 段階としてインターネットを利用して調査してみる．しかし，インターネットの情報は，0 次情報，つまり評価のまったくなされていない情報も多く，その取り扱いには十分な考察が必要となる．最終的に，判定や評価が難しい場合は，患者のメリットとデメリットをよく考慮して，とるべき行動を考えることになる．

　この調査手順は，薬剤の副作用の中でも比較的頻度の高い副作用や患者数が多く影響の大きい副作用を調査するときにも応用することができる．例えば，β 刺激剤使用と死亡の関連や，コンピュータ機器の使用と流産の関連といった例では，臨床試験と同様，大規模な試験がなされていることも多い．このような場合は，治療に関する調査手順と同様の手順を踏むことになる．

　また，新薬の評価をするための調査にも応用できる．新薬の情報源としては，医薬品医療機器総合機構 web サイトに公開されている承認審査の資料も見逃せない．

d．報告のポイント
・抗がん剤による口内炎の作用機序
・医薬品 A が効果があるといわれている根拠
・RCT 論文の紹介
・結論

(2) 副作用情報

【例題】

医師からの質問：
高血圧で医薬品 B を服用している患者の血小板が低下している．どうも気になるので，調べてほしい．

a．医師のニーズは？　目的は？
　医薬品 B の副作用かどうか，副作用ならどのように対処したらよいか，今後の注意点は何か．
b．調査を始める前の確認事項
　副作用情報の検索を行う場合，できるだけ薬歴をとり，原因薬をいつ投与しはじめたか，いつ症状が起こってきたかを明確にし，原因薬の時間的因果関係の推定をする．患者の背景，原疾患，現症，当該薬剤を投与する原因となった症状，併用薬，年齢などは必ずチェックする．
c．調査のポイント（図 6-2）
　まず，第 1 段階は，添付文書，インタビューフォームなどの基本情報の確認である．記載がある場合は，少なくとも未知の副作用ではない．

d. 情報源の評価のポイント

　書籍の場合，世界的に評価の確立している書籍がある．また，出版年にも注意が必要である．改定の頻度が高い書籍は利用頻度が高いことを示している．本文の引用文献などの出版年の確認もしたい．

　雑誌の場合は，論文の収載にあたって査読（論文審査）制度のある雑誌，ない雑誌，商業誌か学・協会誌かなどに注意する．客観的な雑誌の影響度の指標としてインパクトファクターがある．これは，「前2年間の雑誌ごとの総収載論文による1年間の平均被引用率」と定義されており，引用率が高い論文が収録されている雑誌ほど世の中に対するインパクトが高い雑誌と考えることができる．ただし，それは雑誌の評価であり，直接論文の評価ではないことに注意が必要である．

　論文の場合は，総説やガイドライン，原著論文などは，形式や内容によって評価する必要がある．

　webサイトなどのインターネットの情報は，玉石混淆であり，必ず，発信源を確認して使用する．発信源が個人の場合は，生情報，つまり評価されていない情報として扱う．公的な機関が発信している場合は，何らかの評価がされていると思われる．webサイトの情報は，あくまでもその発信者に尊重すべき著作権がある．匿名の発信源や商業ベースのwebサイトはその情報の評価を十分に行うべきであり，安易に利用することは避けたい．

e. 内容の評価のポイント

　内容の評価は，まずその文献の形態からチェックできる．原著論文であれば，必須の項目，例えば「目的」「方法」「結果」「考察」といった形式が整っているかをチェックする．形式が整っていないような文献は疑わしいといわざるをえない．

　次に内容の評価であるが，これは，5章でのべるEBMと研究デザインの知識，さらにデータサイエンスの知識が必要となる．

　なお，ガイドラインについては，その質を評価する方法として，AGREE II評価表などが利用されている．これは，日本では，日本医療機能評価機構が作成し，提供しており，ガイドライン作成方法の厳密さと透明性を評価するツールとなっている．

　本書では，データサイエンスの知識としての生物統計や臨床統計については，別に譲る．

　第2段階は，その副作用の起こる機序を知ることである．現在，副作用専門の書籍も多数出版されており，それらで，その臓器障害がなぜ起こるのかをまず確認する．しかし，症状しかわからない場合も多い．そのような場合は，症状から検索できる書籍でどのような副作用から今起こっている症状を引き起こす可能性があるかを十分に調査するとともに，病態生理の知識を動員して考えるべきである．機序から考えて当然起こることが予測される場合は，原因機序とともにその障害を起こした臓器のはたらきを考慮し，対策を考える．基本的に本来の目的の作用が過剰発現したり，他の器官で発現したような場合は，減量で対処できることもある．しかし，その他の副作用については，中止しなければ回復しない場合が多い．ただし，適用上の要因や患者側の要因を取り除くことで，副作用を軽減，回避することもできるという点も頭においておきたい．これらを考慮して，その副作用被害が患者の生命およびQOLにいかなる影響を及ぼすかを最大のポイントとして考察することが大切である．今までに調査してきた副作用の専門書籍にこのような情報は記載されていることが多い．しかし，実際にそのような副作用を起こした症例での実例も参考となる．データベースを利用して副作用症例報告の検索を行うことも重要である．

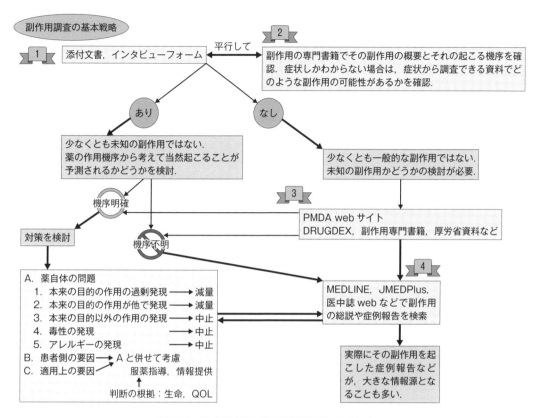

図 6-2　副作用に関する情報検索のポイント

　記載がない場合は，少なくとも一般的な副作用ではない．未知の副作用かどうかの検索が必要である．まずは，PMDA web サイトの「副作用が疑われる症例報告に関する情報」で調査する．他に副作用関連書籍なども同時に調査する．ここまでの調査で十分な情報が得られない場合や詳しい原因や症例報告を探すためには，2 次資料（MEDLINE，JMEDPlus，医中誌 Web）の検索が必要となる．MEDLINE は，サブヘディングを利用すると副作用論文を簡単に抽出できる．これでも報告がない場合は，構造や薬効からも考えて，幅広いキーワードを設定すると検索される場合もある．

f.　報告のポイント

・医薬品 B による副作用かどうか（医薬品 B そのものに報告がない場合，薬効で調査した結果も）症例があれば紹介する．症例紹介の場合は，患者，原疾患，投与量，投与期間，併用薬，経過などを簡潔に紹介し，考察のポイントも紹介する．

・原因，機序

・対処方法

・患者への指導

・医薬品・医療機器等安全性情報への提出

(3) パンフレットやマニュアル

　個々の質問に応対するよりも，パンフレットやマニュアルとして情報を提供した方がよい場合も多い．しかし，ここでも対象のニーズを的確に把握していないとまったく使われないものとなってしまう．表6-1に，パンフレット作成のポイントをまとめた．

表6-1　パンフレット作成のポイント

1. パンフレット作成のポイント
   - 対象を確認する
      医師，看護師，患者：対象によって情報量，内容，表現方法が違う．
   - ニーズをよく把握する
      本当にほしい必要な情報は何か．
   - 表現方法の検討
      パンフレットはそれをみれば行動ができるものでなければいけない．対象によってはイラストなどの表現も工夫する．自分にはわかっていることも対象がまったく知らないことがあることに注意する．
2. パンフレットの内容
   - 目的：作成の目的
   - 対象：だれを対象としたものか
   - 内容：患者を対象としたものの場合，具体的でわかりやすいものが要求される．イラストなど表現に工夫．
   ※薬のパンフレットの場合，USP DI の患者へのアドバイス，各種パンフレット見本も参考にすること．

6.2　情報評価において個別に注意すべきポイント

(1) 妊婦への応対や服薬指導において，配慮すべき事柄

　妊婦に対する服薬指導を考える場合，妊婦自身の疾患のコントロールと胎児への影響を考える必要がある．

1）妊婦自身の疾患コントロール

　喘息，糖尿病，高血圧，てんかんなどの慢性疾患の場合，母親の疾患のコントロール不足が胎児の生命に影響することがある．

2）ベースラインリスク

　先天異常は，すべての出産に対して3～5％の頻度で発生するとされており，これをベースラインリスクとよぶ．先天異常の多くは，原因不明であり，薬が原因とされるものは全先天異常の1～2％にすぎない．妊娠に対する薬の影響を考える場合は，このベースラインリスクと比べ，どの程度リスクが上昇するかを基準に考える．

3）妊娠時期

　受精から2週間（妊娠4週目の中頃）ぐらいまでは，all or none の法則がはたらく時期といわれ，基本的に胎児への影響はない．妊娠2か月の時期を絶対過敏期（妊娠4～7週）とよび，胎芽から様々な器官がつくられ，胎児となる期間で，最も影響を受けやすい．妊娠3か月に入ると，器官は完成してくるが，外性器の分化や口蓋が完成する時期でもある．妊娠4か月に入ると

男女の区別が可能になる．この時期を相対過敏期（妊娠8〜15週）という．妊娠5か月から分娩までは，ほぼ器官の形成は終了しているためほとんど奇形はみられない．しかし，胎児の発育が低下したり，羊水が減少したり，胎児死亡が起こることがある．

4）薬の胎盤通過性

　薬はいったん母体血中に取り込まれてから，胎盤を通過して胎児に影響する．一般的に母体に投与された薬は，水や電解質の交換と同じ浸透圧方式によって，濃度勾配にしたがって拡散し胎盤を通過していく．胎盤において代謝される薬物もある．

5）疫学的データ

　妊婦は，倫理的な理由から，種々の研究対象にならないことが多いため情報が少ない．最近では，妊婦を対象として催奇形性に焦点を当てた大規模なコホート研究が実施されるようになってきた．また，妊娠中の医薬品使用に関しての症例報告は，エビデンスの質は低いが，妊婦のような特殊な状況においては，重要な情報となる．

（2）授乳婦への応対や服薬指導において，配慮すべき事柄

　授乳婦に対する服薬指導を考える場合，1）薬の母乳への移行性だけでなく，2）母乳を中止したときのデメリットも考慮しなければならない．

1）薬の母乳移行性

　母親の血液中にある脂溶性の高い薬は，母親の血管上皮細胞や乳管の上皮細胞，つまり，リン脂質二重膜の脂質層を通り抜けて母乳へ移行しやすい．水溶性の高い薬は，これらの脂質層を通過しにくいため，基本的には母乳への移行は少ない．しかし，母親の血中濃度が高ければ移行し，その移行しやすさは母親の血中（pH 7.4）におけるその薬の分子型の存在比に依存する．抗体製剤など分子量が数万という大きさのものや，タンパク結合率が高いものは，母乳へ移行しにくい．薬物の乳汁移行の目安として，乳児相対摂取量（RID）がある．RIDは，以下のように算出し，10%未満であれば，特に問題ないとされる．

> 乳児摂取量＝母乳を介する乳児投与量／乳児体重
> 　　＝乳汁中の薬剤濃度×体重あたりの推定哺乳量(mL/kg)／日
> 　　＝（母親の平均血中濃度×M／P）×体重あたりの推定哺乳量(mL/kg)／日
> 乳児相対摂取量(RID)
> 　　＝乳児摂取量(mg/kg/ 日)／母体投与量(mg/kg/ 日)×100

　また，母乳への移行で，利用価値の高い情報源として，LactMed（Drug and Lactation Database）がある．

2）母乳を中止する場合のデメリット

　最近の研究では，母乳の子どもへのメリットとして，感染症の罹患率や死亡率の低下，肥満や糖尿病の予防があげられている．授乳の母親へのメリットとしては，乳がん，糖尿病，卵巣がんの減少などが知られている．これらの点を十分に考慮し，本当に当該薬剤が母乳に移行しやすいのか，移行して害があるのか，代わりになる代替薬がないのかなどを検討する必要がある．平成31年度からは，添付文書の授乳婦への記載方法が，母乳のメリットを考慮して判断することを求める記載に変更された．

(3) 小児への応対や服薬指導において，配慮すべき事柄

　小児の薬物療法においては，以下のような問題があり，小児への応対や服薬指導を考える上で理解をしておくことは重要である．

1）成長速度
　生まれてから1年で，体重は3倍に変化する．そのため，薬用量の変化も激しい．体重あたりで計算している小児薬用量も多く，月齢や体重の確認は重要である．

2）情報不足
　小児に特有な疾患を除いて，医薬品の開発段階で小児を対象として臨床試験は行われていない．したがって，最適な薬用量に関する情報はないのが通常である．

3）体内動態
　小児の腎機能や肝機能は，基本的には1歳までに成人と同程度に成長する．しかし，乳児では体内水分量が大きいため，細胞外液量が細胞内液量より多い．したがって，水溶性の薬剤では体重あたりの投与量が同じであっても血中濃度は低くなる．アミノグリコシド系抗生物質などのおもに細胞外液に分布することが知られている薬物は，体重あたりの1回投与量が成人より多く必要となる．

4）剤形
　小児に適した剤形が少ない．年齢によって錠剤や散剤が飲めない場合もある．基本的には，5歳頃から錠剤が，7歳頃からカプセルが飲めるようになるといわれている．

5）生活のリズム
　乳児の場合は，母乳や離乳食のタイミング，回数，時間も違い，睡眠時間も異なるため，一般的な指導ではなく，生活リズムを聞きとることも重要である．

6）家族に対する指導
　小児の場合，保護者に対する指導が重要となる．保護者の理解が誤っているとコンプライアンスのみならず，薬効を発揮できないような場合もある．特にデバイスを利用するような場合，保護者とともに指導することが重要となる．

(4) 高齢者への応対や服薬指導において，配慮すべき事柄

　高齢者の薬物療法においては，以下のような問題のために，薬効過剰や薬効過小が起こりやすい．薬効過剰や過小は，高齢者のQOLの悪化に直結することを念頭に，患者とのコミュニケーションを十分にとり，理解の確認と実際に実施できているかの確認が重要となる．

1）体内動態
　加齢変化に伴い，肝腎機能の低下によって薬物の血中濃度の上昇や半減期の延長が起こる．日常の服薬指導においても，検査値が確認できる環境にあれば，肝腎機能のチェックを習慣づける．また，高齢になると筋肉は落ちるが，脂肪は落ちない．つまり，脂肪が多いため，水溶性薬物では分布容積が小さくなり，血中濃度が高く過剰になっている可能性を考慮する．

2）生活環境
　独居かどうか，日常生活の自立度，介護の状態の確認も重要である．独居の場合，飲み忘れや思い込みによる誤った服用などの可能性もあり，十分な指導と工夫を要する．

3）身体機能

聴力や視力の低下，認知機能の低下，嚥下機能の低下，パーキンソン病や脳血管障害の後遺症などによる運動機能の低下といった要因によりコンプライアンスの低下や誤服用が起こりやすい．このような場合，PTP シートからの薬の取り出しや，服薬がうまくできない場合も多く，一包化への変更，自助具の推奨，服用しやすい剤形への変更など，種々の工夫が必要となる．吸入療法や自己注射など，各種デバイスを利用する場合，患者の身体機能とマッチングしたデバイスを選択し，実際の手技を確認する．

4）ポリファーマシー

高齢者は，基本的に複数の慢性疾患に罹患していることが多い．したがって当然服用する薬物も多くなる傾向がある．いわゆるポリファーマシーといわれる多剤併用の状態である場合も多い．Beers 規準（アメリカ），STOPP 規準（ヨーロッパ），特に慎重な投与を要する薬物のリスト（日本）などの規準についても学習しておく必要がある．また，厚生労働省から高齢者の医薬品適正使用の指針が周知されており，確認しておきたい．

6.3　医薬品情報の比較評価

医薬品情報の比較評価にあたっては，一覧表に示すとわかりやすい．医薬品に関する様々な事項を，一覧表にして並べて比較することで，特徴や，違うことだけでなく，同じことも一目で把握できる．医薬品によっては，その医薬品を使用する患者を注意深く観察することで，副作用の予防に役立てることも可能となる．また，そのときのニーズにあわせて一覧表を利用し，評価することで，使い分けや，注意点を際立たせることが可能となる．

特に，新薬や，同種同効薬，ジェネリックの比較など，あらかじめ情報を整理しておくことは，医薬品の評価や再検討において重要である．

(1) 同種同効薬比較

同種同効薬の比較では，次の5つの視点に分類できる．すなわち，物理化学的性質データ，体内動態データ，有効性データ，安全性データ，そして薬価である．特に，物理化学的性質データは，構造由来のデータであり，その理解，利用にあたっては薬学的知識が必須である．

同種同効薬の比較シートを表6-2に示す．使用する情報源はまず添付文書であり，次いで，インタビューフォームである．

また，新薬の比較の場合には，審査報告書，申請資料，RMP にもぜひ目を通したい．いずれも医薬品医療機器総合機構の web サイトで閲覧可能である．

(2) 後発医薬品比較

後発医薬品は，先発医薬品の独占的販売期間が終了した後に発売される，有効成分が先発医薬品と原則同じで，先発医薬品に比べて低価格な医薬品である．高齢化や医療技術の進歩などにより国民医療費は年々増加し 2015 年度は約 42 兆円でそのうち約 2 割を薬剤費が占めていることか

ら，後発医薬品の有効利用による薬剤費の軽減が期待されている．

　しかし，後発医薬品は，先発品と同等であると厚生労働省が承認したものであるが，患者や現場の医療関係者などから，添加物の違いや，品質，供給体制などに関する問題点が指摘されている．

　一方で，薬価が安い他，製品によってはサイズを小さくするなど，メリットのある製品もある．その他，先発医薬品と，成分も添加物も同じであるオーソライズドジェネリック（AG）も存在する（ただし，製造ラインが異なる場合や，原薬は異なる場合もある）．

　後発医薬品の選定にあたって，サイズなどの製剤情報や生物学的同等性試験，溶出試験，安定性試験などの結果の他，企業の情報整備状況，それから安定した供給体制があるかどうかについて情報を整理し，まとめることで効率よく選定することが可能となる．

　後発医薬品比較シートを表6-3に示す．使用するのは，添付文書，インタビューフォーム，オレンジブックの他，ブルーブックで医療用医薬品最新品質情報集の公表が開始されている（ブルーブックwebサイト）．

表 6-2　同種同効薬の比較シートと情報収集にあたっての注意点

		薬 A	薬 B
名称等	一般名		
	販売名, 剤型, 規格		
	規制区分		
	販売会社		
	製造会社		
効能効果			
用法用量			
薬価（1 日薬価）			
サイズ（内服のみ）			
物理化学的性質データ等	構造式		
	SH 基の有無		
	F, Cl 基の有無		
	azole の有無		
	分子量		
	pKa		
	分配係数		
	原薬：光		
	原薬：湿気		
	原薬：味		
	脂溶性・水溶性		
	酸・塩基性		
体内動態データ等	Tmax（hr）		
	t1/2（hr）		
	バイオアベイラビリティ（%）		
	クリアランス（mL/min）		
	分布容積（L：L/kg ⇒ 70 kg の積）		
	PB（%）		
	尿中未変化体消失率（%）		
	活性代謝物		
	代謝酵素（p450）		
	トランスポーター		
	主要消失臓器		
安全性等	警告		
	禁忌		
	小児への投与		
	高齢者への投与		
	肝障害患者への投与		
	腎障害患者への投与		
	妊婦への投与		
	授乳婦への投与		
	併用禁忌		
	重大な副作用		
有効性等	P（対象患者）		
	I（量, 回数, 期間）		
	C（比較薬剤名, 量, 回数, 期間）		
	O（結果）		
特徴			

表6-3　後発医薬品比較シート

	一般名	薬 A	薬 B
名称	商品名		
	販売会社		
	製造会社		
	薬価		
製剤情報	添加物すべて		
	添加物にその他の成分の有無は？ ○：なし，×：あり，個数も記載		
	アレルギー関連添加物 ○：なし ×：レシチン，カゼイン，タートラジン，サンセットイエロー，塩化ベンザルコニウム他		
	効能・効果 ○：同じ，×：違う		
	用法・用量 ○：同じ，×：違う		
	剤形		
	製剤工夫 ○：コーティング，湿製錠など，×：なし		
	割線あり ○：あり，×：なし		
	刻印アドバンテージ ○：本体あり，×：本体なし		
	大きさ ○：先発品より小さい，×：先発品より大きい		
	色 ○：同じ，×：違う		
	味，におい ○：同じ，×：違う		
	製剤⇒○の数		
	製剤⇒×の数		
生物学的同等性	試験のデザイン ○：クロスオーバー法，×：平行群間比較試験		
	被検者 ○：健康成人男性，×：記載なし		
	被検者人数 ○：20人以下，×：21人以上		
	投与条件		
	吸収過程に問題のある薬剤？		
	用量 ○：対象薬剤の用量である，×：対象薬剤の用量ではない		
	単回，多回		
	対照 ○：記載あり，×：記載なし		
	血漿中濃度-時間曲線の図 ○：あり，×：なし		
	図の縦軸		
	AUC／標準品		
	AUCt ○：AUC ∞ の80%以上，グラフ中の標準品の体内からのなくなる時間の80%以上の時間 ×：80%以上の時間をみていない		
	Cmax		
	標準偏差（標準誤差）の記載 ○：あり，×：なし		
	同等性の記載		
	Tmax		
	t1/2		
	生物学的同等性⇒○の数		
	生物学的同等性⇒×の数		
溶出試験	品質評価 ○：終了，対象外，×：終了していない		
	試験液 pH 1.2 ○：2時間以上，標準が85%を超えるまで ×：2時間未満，記載なし		

		薬 A	薬 B
溶出試験	試験液 pH 5.0 ○：6 時間以上，標準が 85％を超えるまで ×：6 時間未満，記載なし		
	試験液 pH 6.8 ○：6 時間以上，標準が 85％を超えるまで ×：6 時間未満，記載なし		
	水 ○：6 時間以上，標準が 85％を超えるまで ×：6 時間未満，記載なし		
	判定		
	図表 ○：あり，×：なし		
	標準偏差（標準誤差）の記載 ○：記載あり，×：記載なし		
	溶出試験⇒○の数		
	溶出試験⇒×の数		
安定性試験	加速試験：完全包装，40 度，湿度 75％，6 か月保存 ○：変化なし，×：変化あり		
	苛酷試験（熱）：40 度，3 か月，包装／無包装 ○：変化なし，×：変化あり		
	苛酷試験（熱）：50 度，4 か月，包装／無包装 ○：変化なし，×：変化あり		
	苛酷試験（光）：144 万 lx・hr，包装／無包装 ○：変化なし，×：変化あり		
	苛酷試験（湿度）：25℃・75％ RH，3 か月，包装／無包装 ○：変化なし，×：変化あり		
	長期保存：25℃±2℃/60％±5％ RH，12 か月 ○：変化なし，×：変化あり		
	粉砕後の安定性情報 ○：記載あり，×：記載なし		
	安定性試験⇒○の数		
	安定性試験⇒×の数		
供給体制	広域卸		
	小規模卸		
	直販		
	最小供給単位		
情報整備	インタビューフォーム		
	使用上の注意の解説		
	くすりのしおり		
	患者用指導せん		
	患者向け医薬品ガイド		
	ホームページのアドレスの記載 ○：あり，×：なし		
	相談窓口		
	フリーダイアル ○：あり，×：なし		
	情報窓口対応		
	同じものを 2 種類出している理由		
	担当者の対応 ○：普通，○ 2 つ：非常によい，×：不快		
	情報整備⇒○の数		
	情報整備⇒×の数		
文献情報	JMEDPlus で（商品名）検索 ○ 3 つ：検索結果あり ×：検索結果なし		
	文献検索⇒○の数		
	文献検索⇒×の数		
○の数合計			
×の数合計			
総計			
最終判断			

6.4　医薬品情報の創造

　医薬品情報管理学の最終目標は医薬品情報の創造である．医療の中では未だに解明していない様々な問題が山積みになっている．今まで，医師，看護師の視点からしかみてこなかった医療を薬剤師の視点でみることによって，気づくことや解決することが必ずあるはずである．

(1) 薬剤疫学的検討
1) 医薬品使用実態調査

　医薬品使用実態調査（drug utilization study/review）は，医薬品の販売，流通，処方および使用が与える影響を医学的側面（処方，調剤，服薬など）ばかりでなく，社会・経済的な非医学的側面からも要因分析を行う研究で，現状の医薬品の使用状況，経時的推移，傾向予測を定量化することが目的である．

2) 医薬品適正使用調査

　医薬品適正使用調査（medication use evaluation）は，医薬品の使用状況の評価にとどまらず，個々の患者の治療成果や QOL を改善することを目標に医薬品適正使用の評価と改善に取り組むことをいう．例えば，抗生物質が，使用選択基準（適応菌種および感染症部位）に従って投与されているのか，患者の腎機能に基づき投与設計がなされているのか，投与期間など医療経済的なコントロールが行われているのかなどの判定基準に適合の有無を調査した上で，許容限界（thresholds：通常は 90％前後に設定する）以内かを評価する．許容限界を下回る場合は処方医に対して選択基準の教育を徹底した上で，再度評価を行い適正使用を進める．

3) 薬剤経済学

　薬物使用における経済的検討が薬剤経済学（pharmacoeconomics）である．薬物の費用以外に，薬物投与のための費用，副作用治療のための費用，薬物投与の必要のなかった治療費などの様々な要因解析が含まれる．

(2) 経験から新しい情報の創造～ない情報は創る～

　約 60 年前，1960 年代の話である．ある年のお正月，夜 7 時頃，N 病院の緊急外来に頬を赤くした 2 歳の女の子が母親に連れられてやってきた．母親が貧血でもらっていたヘマトン®（硫酸鉄製剤，現在発売中止）を 6 時半ごろに 3 錠誤飲してしまったというのである．そのときは特に症状に変化はなかった．

　医師はヘマトン®の中毒は経験したことがなかったので，薬局にヘマトン®の中毒について問い合わせた．その日当直だった N 薬剤師は，中毒情報を調査した．60 年前には残念ながら現在のような詳細な中毒情報は整備されておらず，添付文書から成分（乾燥硫酸鉄 50 mg，葉酸 2 mg，ビタミン B_2 1 mg，ビタミン B_{12} 2 μg，乾燥肝臓末 30 mg，ビタミン C 20 mg，アリナミン® 1 mg）が判明したのみだった．ヘマトン®は赤い糖衣錠の薬であった．当時の局方（第 7 局）には，乾燥硫酸鉄の常用量は 1 日 0.3～0.6 g と記載されていた．また，薬物致死量集（南山堂）という動物の致死量を集めた書籍には，［硫酸第一鉄　ラット　経口　279～558 mg/kg］と記載されていた．これらがすべての情報であった．

　N 薬剤師はヘマトン®3 錠は，硫酸鉄として 150 mg であり，動物の致死量を参考にして体重 10 kg の 2 歳児とすると致死量は 2 g 程度であり，服用したのが 150 mg なら問題ないと考えられたが，念のため嘔吐させるか胃洗浄をした方がよいと医師に伝えた．

　そこで，医師は，母親に誤飲した用量を再度確認した．母親は，500 錠入りの瓶から 3 錠だけ飲んだと言い張った．医師はそれを信じ，様子をみるようにと母親に伝え，処置せずに帰した．

　3 時間後，その子は再度 N 病院に運ばれてきた．しかし，到着したときはすでに昏睡状態に陥っており，数時間後に治療の甲斐なく亡くなった．解剖の結果，胃からはヘマトン®と思われる錠剤の塊が出てきた．36 錠あり，胃には穿孔もみられた．硫酸鉄の中毒によるショック死であった．

　N 薬剤師も解剖に立ち会っていた．非常にショックだった．「もっと胃洗浄を勧めればよかった，母親のいうことを信じたばかりに…もっと具体的な正しい情報が必要だ」．

　ヘマトン®は真っ赤なきれいな糖衣錠だった．恐らく，その子はヘマトン®を甘い菓子と思い込み，母親に内緒でいくつも飲み込んでしまったのだろう．母親は本当に 3 錠と思っていたのかもしれない．もしかしたら隠していたのかもしれない．しかし，子どもの命にかかわるという情報があれば，隠すことはなかったと思われる．

　母親からの情報が不正確だったこと，中毒物質の情報がなかったこと，中毒症状の情報もなかったこと．この出来事が教えてくれたこと，それはやはり，「情報不足は悲劇を生む」ということである．

　次の日，N 薬剤師は N 病院採用のすべての錠剤の透視実験を行った．予想どおり，ヘマトン®を始めとする鉄剤がはっきり透視され，ブロム剤，ビスマス剤などの金属剤もはっきり透視された．その上，ほとんどの薬剤が透視可能であったのである．つまり，服用直後であればほとんどの錠剤が X 線透視で服用したかどうかの判別が可能と考えられた．さっそく，N 薬剤師は実験結果をまとめ，固形薬物誤飲で受診した患者には X 線検査を実施するように院内に情報伝達したのである．また，症例こそ最も重要な情報源と考え，それ以後，中毒や院内でエマージェンシーコールがあったときには必ず薬剤師が緊急医薬品と記録用紙をもってその場に参加するようにし，症例の情報や処置の情報などを入手し独自の情報源とするシステムを確立した．

　「ない情報は自分で創る．経験を経験のまま終わらせない」．60 年たった現在でも，これは情報を扱う者にとっては必須の心構えである．特に医療に従事する者にとっては，経験とは患者の生命に関することである．しかし，患者の生命に関する経験を個人のレベルでとどめておいてよいのであろうか．経験は個人の経験のままではだれにも還元されない．経験を個人の経験で終わらせず，経験に付加価値をつけた『情報』としてこそ，初めてその経験は生きてくる．そうすればその経験のもとになった患者にもそれ以外の患者にも還元されるはずである．

　60 年たった現在，情報の量は飛躍的に増加し，それを伝達するメディアの発達も目をみはるものがある．しかし，これらの情報も一夜にしてできたものではない．だれかが，貴重な経験をし，それを経験でとどまらせておくことなく，付加価値をつけてこのような『情報』に加工する努力をしたはずである．

　残念ながら，それはおもに医師であったようだ．薬剤師は，そこに注力することなく過ごしてきたのではないだろうか．

　図 6-3 は，JMEDPlus で，著者の所属に「薬局」「薬剤部」などの言葉のある文献数を約 10 年

前に調査したものである．薬剤師が書いたであろう文献は非常に少なかった．

　さて，20年後に同じ文献検索をしたとき，この数は大きく増えているであろうか．「ない情報は創る．経験を経験のまま終わらせない」．これは，情報を扱う者の使命であると肝に銘じたい．

追記：N薬剤師＝名城大学薬学部第3代薬学専攻科長　二宮英先生

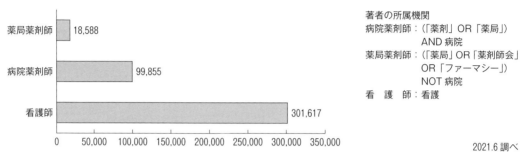

著者の所属機関
病院薬剤師：（「薬剤」OR「薬局」）
　　　　　　AND 病院
薬局薬剤師：（「薬局」OR「薬剤師会」
　　　　　　OR「ファーマシー」）
　　　　　　NOT 病院
看　護　師：看護

2021.6調べ

図6-3　病院薬剤師，薬局薬剤師，看護師が書いたと思われる文献をJMEDPlusで調査

索　引

あ行

安全性速報	22
安全性定期報告	16
IC	14
IRB	13
ITT 解析	81
RID	107
RMP	26
一般使用成績調査	18
医薬品安全性情報報告書	18
医薬品安全対策情報	25
医薬品医療機器総合機構	14
医薬品・医療機器等安全性情報	25
医薬品使用実態調査	114
医薬品承認審査報告書	22
医薬品情報	1, 6
医薬品情報の比較評価	109
医薬品適正使用調査	114
医薬品適正使用のサイクル	2
医薬品の開発過程	12
医薬品リスク管理計画	26
医療用医薬品添付文書	7
インタビューフォーム	9
1 次資料	45
EBM	89, 91
エンドポイント	80
MMWR	43, 59
SMO	14
SOP	14
横断研究	87
お薬手帳	67

か行

外的妥当性	90
過去起点コホート研究	84
カルテ	67
緊急安全性情報	22
クロスオーバー試験	82
ケースコホート研究	87
ケースコントロール研究	84, 97
ケースシリーズ研究	88
ケースレポート	88
研究課題	99
研究デザイン	77, 99
交互試験	82
交差試験	82
後発医薬品	14
後発医薬品比較	109
交絡	79
高齢者	108
コホート研究	83, 95
Cochrane Library	53
CONSORT 声明	90

さ行

再審査制度	19
再評価制度	19
サロゲートエンドポイント	80
サンプルサイズ	80
3 次資料	57

システマティック・レビュー	82
シソーラス	47
自発報告	17
市販直後調査	16
縦断研究	87
授乳婦	107
主要エンドポイント	81
使用成績比較調査	19
小児	108
症例集積研究	88
症例対照研究	84
症例報告	88
処方箋	65
真のエンドポイント	80
CRC	13
CRO	14
GCP	13
GLP	13
GMP	14
GPSP	18
GQP	14
GVP	17
STROBE 声明	90
製剤化試験	12
製造販売後調査	18
製造販売後データベース調査	19
製造販売後臨床試験	19
生存時間分析	98
0 次情報	60
SOAP	63

た行

代用エンドポイント	80
脱落率	81
チーム医療	3
治療的使用	19
追跡率	81
定期的ベネフィットリスク評価報告	17
添付文書	7
同種同効薬比較	109
毒性試験	12
特定使用成績調査	18

な行

内的妥当性	90
乳児相対摂取量	107
妊婦	106
2次資料	47
ネステッドケースコントロール研究	86

は行

バイアス	78

ハイブリッドデザイン	86
パンフレット	106
per protocol 解析	81
PubMed	49
批判的吟味	93
PBRER	17
PICO	48, 89
PMDA	14
ファーマシューティカルケアプラン	69
ファンネルプロット	83
フォレストプロット	82
副作用感染症報告制度	17
副作用情報	103
副次的エンドポイント	81
プラセボ	80
5toos	16
PRISMA 声明	90
PROBE 法	81
ベースラインリスク	106
PECO	89
ポリファーマシー	109
POS	62

ま行

無作為化比較試験	79

無作為割付	79
メタアナリシス	82
MEDLINE	43, 49
盲検化	80
問診票	65

や行

薬剤疫学的検討	114
薬剤経済学	114
薬剤サマリー	70
薬剤師の任務	1
薬剤師法	2
薬剤情報提供書	66
薬識の概念	4
薬袋	66
薬物動態試験	12
薬理試験	12
薬歴	66
要因対照研究	83

ら行

ランダム化比較試験	77, 79
LactMed	107
倫理	5

執筆者プロフィール

大津 史子（おおつ ふみこ）
名城大学薬学部医薬品情報学研究室教授
医薬情報センター主任
薬学博士
医薬品情報専門薬剤師

1983 年　神戸女子薬科大学卒業
1986 年　名城大学薬学専攻科修了

　薬剤師は直接メスをもって，患者を治療することはできません．しかし，「医薬情報」というメスで患者を救い，医療を動かしていくことはできる，これが私の信条です．

矢野 玲子（やの れいこ）
金城学院大学薬学部准教授　薬学博士

1992 年　名城大学薬学部薬学科卒業
1992 年　昭和薬品㈱情報サービス部
1993 年　名城大学薬学部医薬情報センター
2005 年　金城学院大学薬学部
　　　　　医薬品情報学 1・2 担当

　錠剤は識別すればどんな薬かわかる，ということに強烈に惹かれて，医薬品情報を選ぶ．恩師の「服薬指導は薬剤師が話したことが大事じゃなくて，患者がうけとったことが大事」という言葉は，今も仕事をする上での教訓．

ファンダメンタル医薬品情報学〔第 2 版〕
定価（本体 3,200 円＋税）

2019 年 3 月 16 日　　初 版 発 行©
2022 年 8 月 30 日　　第 2 版発行

編 著 者　大 津 史 子
発 行 者　廣 川 重 男

印 刷・製 本　㈱アイワード
表紙デザイン　㈲羽鳥事務所

発 行 所　京 都 廣 川 書 店
　　　　東京事務所　東京都千代田区神田小川町 2-6-12 東観小川町ビル
　　　　　　　　　　TEL 03-5283-2045　FAX 03-5283-2046
　　　　京都事務所　京都市山科区御陵中内町　京都薬科大学内
　　　　　　　　　　TEL 075-595-0045　FAX 075-595-0046

URL https://www.kyoto-hirokawa.co.jp/